心内科疾病诊疗掌中宝

主　编　丁文惠　洪　涛　霍　勇
主编助理　李　康

北京大学医学出版社

XINNEIKE JIBING ZHENLIAO ZHANGZHONGBAO

图书在版编目（CIP）数据

心内科疾病诊疗掌中宝/丁文惠，洪涛，霍勇主编.
—北京：北京大学医学出版社，2013.5
ISBN 978-7-5659-0576-6

Ⅰ.①心… Ⅱ.①丁…②洪…③霍… Ⅲ.①心脏血管疾病—诊疗 Ⅳ.①R54

中国版本图书馆 CIP 数据核字（2013）第 099428 号

心内科疾病诊疗掌中宝

主　　编：丁文惠　洪　涛　霍　勇
出版发行：北京大学医学出版社（电话：010-82802230）
地　　址：（100191）北京市海淀区学院路 38 号
　　　　　　北京大学医学部院内
网　　址：http://www.pumpress.com.cn
E - mail：booksale@bjmu.edu.cn
印　　刷：北京画中画印刷有限责任公司
经　　销：新华书店
责任编辑：宋建君　**责任校对：**金彤文　**责任印制：**张京生
开　　本：787mm×1092mm　1/32　**印张：**13.5
字　　数：263 千字
版　　次：2013 年 9 月第 1 版　2013 年 9 月第 1 次印刷
书　　号：ISBN 978-7-5659-0576-6
定　　价：36.00 元
版权所有，违者必究
（凡属质量问题请与本社发行部联系退换）

编者（按姓氏笔划排序）

丁文惠	丁燕生	于　扬	马　为
王新刚	叶小巾	史力斌	刘兆平
刘　琳	齐丽彤	李建平	李　康
杨　洋	吴　林	张　岩	张宝娓
陈　明	周　菁	郑　博	孟　磊
洪　涛	贺鹏康	高　澜	龚艳君
盛琴慧	蒋　捷	韩晓宁	褚松筠
霍　勇			

序

丁文惠、洪涛、霍勇三位教授主编的《心内科疾病诊疗掌中宝》问世了，这对于心内科年轻医师、实习医师来说，无疑是一件好事。

近代心血管病学科发展十分迅速，新的理论、新的诊疗技术大量涌现，极大地提高了心血管病的诊断和治疗水平。就冠心病而言，介入治疗及支架的应用大幅度地降低了急性心肌梗死患者的住院病死率；心力衰竭的治疗也有了全新的改观，β受体阻滞剂、ACEI、ARBs、利尿剂、血管扩张剂成为主要用药，这些药物不仅仅针对病理生理进行治疗，也对心脑血管的重构发挥有益作用。国际、国内主流心血管学术组织对主要的心血管疾病纷纷发布了各种指南，以指导临床医师作出正确的诊断；规定各种治疗方法的适应证、禁忌证，以提高医师们的诊疗水平。

丁教授、洪教授、霍教授都是国内知名心血管病专家，他们还是医学教学的领导者和组织者，也是国家心血管科研的执行者。参加编写的其他作者都是北京大学第一医院心内科的骨干医师，他们熟练地掌握了心血管病的临床知识和技能，也熟悉国内外心血管病最新、最重要的成就,更重要的是他们熟悉年轻医师缺什么,需要什么,所以由他们编写的这本小册子——掌中宝定会受到年轻医师们的欢迎。当你们接诊一个病人时,参阅这本小册子,对于病人的诊断和鉴别诊断会有很大帮助;当您选择采用何种治疗方法时,可以参阅相关的适应证、禁忌证;当您决定选用某种药物时,可以参阅该药的用药方法和适当剂量,以发挥最大疗效,避免副作用。

祝贺《心内科疾病诊疗掌中宝》问世,预祝它的成功!

邵耕

2013年6月15日于北京大学第一医院

前 言

近年来，心血管疾病发病机制的研究工作取得了飞速发展，大规模的临床试验为心血管疾病的诊疗提供了非常有价值的依据，心血管疾病的诊治指南不断更新。为帮助心血管内科实习医生、住院医生、年轻的主治医生和进修医生们在忙碌的临床工作中尽快掌握和应用新的诊疗技能，北京大学第一医院心血管内科高年资医生们撰写了此口袋书。本书力求内容与国内外最新进展接轨，并且内容简洁明了，贴合临床实际，实用性强，便于随身携带和翻阅。希望能对临床医生的诊疗工作有所指导，但不能作为处理医疗纠纷的依据。

在此，感谢各位作者们花了大量业余时间和精力查阅文献，采用循证医学的依据并结合临床实践，反复、认真修改成文。但不足之处在所难免，真诚希望广大读者提出宝贵建议和意见。

北京大学第一医院心血管内科
丁文惠　洪涛　霍勇
2013 年 3 月

目　录

第一章　冠状动脉性心脏病 …………………… 1
　第一节　概　述 ………………………………… 1
　第二节　慢性稳定型心绞痛 …………………… 5
　第三节　急性冠状动脉综合征 ………………… 16
　第四节　急性右心室梗死 ……………………… 48
　第五节　急性心肌梗死常见并发症的
　　　　　诊治 …………………………………… 56

第二章　高血压 ………………………………… 69
　第一节　高血压的诊断和治疗 ………………… 69
　第二节　高血压急症的诊断和降压原则 ……… 87
　第三节　高血压亚急症的诊断和降压
　　　　　原则 …………………………………… 90
　第四节　顽固性（难治性）高血压的
　　　　　诊治 …………………………………… 91
　第五节　妊娠高血压的诊治 …………………… 93
　第六节　常见继发性高血压的诊治 …………… 98

第三章　血管性疾病 …………………………… 108
　第一节　主动脉夹层 …………………………… 108
　第二节　多发性大动脉炎 ……………………… 113

第四章　心脏瓣膜病 …………………………… 116
　第一节　二尖瓣狭窄 …………………………… 116
　第二节　二尖瓣关闭不全 ……………………… 124

第三节 主动脉瓣狭窄 ………… 128
第四节 主动脉瓣关闭不全 ………… 132

第五章 成人常见先天性心血管病 ………… 138
第一节 房间隔缺损 ………… 138
第二节 室间隔缺损 ………… 141
第三节 动脉导管未闭 ………… 143

第六章 感染性心内膜炎 ………… 147

第七章 心肌病 ………… 156
第一节 心肌病的分类 ………… 156
第二节 肥厚型梗阻性心肌病 ………… 159
第三节 原发性扩张型心肌病 ………… 166
第四节 限制型心肌病 ………… 171
第五节 继发性浸润性心肌病（心肌淀粉样变） ………… 174
第六节 甲状腺功能亢进性心肌病 ………… 179
第七节 应激性心肌病 ………… 185
第八节 酒精性心肌病 ………… 189
第九节 围生期心肌病 ………… 195
第十节 心动过速相关性心肌病 ………… 201
第十一节 致心律失常性右心室心肌病 ………… 203
第十二节 药物性心肌病 ………… 209

第八章 急性病毒性心肌炎 ………… 213

第九章 心力衰竭 ………… 217
第一节 慢性收缩性心力衰竭 ………… 218

第二节　舒张性心力衰竭 …………… 236
第三节　急性心力衰竭 ……………… 239
第四节　慢性心力衰竭治疗中的利尿剂
　　　　抵抗和处理 ………………… 257

第十章　心包疾病 …………………… 260
第一节　急性心包炎 ………………… 260
第二节　慢性缩窄性心包炎 ………… 268

第十一章　肺动脉高压 ……………… 271
第一节　肺动脉高压的分类 ………… 271
第二节　急性肺栓塞 ………………… 273
第三节　慢性血栓栓塞性肺动脉高压 … 285

第十二章　常见心律失常 …………… 290
第一节　心房颤动 …………………… 290
第二节　阵发性室上性心动过速 …… 308
第三节　宽 QRS 心动过速 …………… 311
第四节　病态窦房结综合征 ………… 316
第五节　房室传导阻滞 ……………… 321

第十三章　离子通道病 ……………… 328
第一节　Brugada 综合征 …………… 328
第二节　长 QT 综合征 ……………… 331
第三节　短 QT 综合征 ……………… 335

第十四章　晕厥与猝死 ……………… 339
第一节　晕厥 ………………………… 339
第二节　心脏性猝死 ………………… 352
第三节　心肺复苏 …………………… 353

| 第十五章 | 抗心律失常药物分类与适应证 | 366 |

第十六章	介入术后的患者管理	384
第一节	冠状动脉性心脏病介入术后患者管理	384
第二节	对比剂肾病	394
第三节	胆固醇结晶栓塞综合征	400
第四节	射频消融术后患者管理	404
第五节	永久起搏器植入术后患者管理	406

参考文献 ………………………………… 408

第一章 冠状动脉性心脏病

第一节 概 述

定义

冠状动脉性心脏病（coronary heart disease, CHD）是指冠状动脉（冠脉）粥样硬化和（或）功能改变（如痉挛）等导致心肌血液供应减少或中断而产生的一组临床症候群。

危险因素

- 不可干预的危险因素：年龄、性别（男性多于女性）、家族史。
- 可干预的危险因素：脂代谢紊乱、高血压、糖尿病、吸烟、肥胖。

临床分型

- 心绞痛：慢性稳定型心绞痛和不稳定型心绞痛；
- 心肌梗死（心梗）：ST 段抬高型和非 ST

段抬高型心肌梗死；
- 猝死；
- 缺血性心肌病；
- 无症状型心肌缺血。

其中，不稳定型心绞痛和心肌梗死统称为急性冠状动脉综合征。

根据 ST 段是否抬高分为 ST 段抬高型急性冠状动脉综合征和非 ST 段抬高型急性冠状动脉综合征。

辅助检查

心电图

是发现冠状动脉性心脏病（冠心病）最常用的检查方法。对于心肌梗死和心绞痛发作时鉴别胸痛原因十分重要。

心电图负荷试验

- 最常用的是运动负荷试验。对于没有获得发作时心电图的心绞痛患者很有价值。运动诱发心肌缺血后心电图出现 ST 段水平型或下斜型压低≥0.1 mv 为阳性，提示存在冠心病。但对女性的诊断价值较低。
- 心肌梗死急性期、不稳定型心绞痛、明显心力衰竭、严重心律失常不是运动试验的适应证。

动态心电图（Holter）

在无症状性心肌缺血的诊断方面有较重要的价值，可计算缺血负荷，还可能发现缺血的诱因、伴随的心律失常等。

超声心动图

对于心肌梗死的定位、心功能状况、有无合并机械性并发症、瓣膜病等情况的诊断很有价值。

静息或负荷核素心肌显像

静息心肌显像所示灌注缺损主要见于心肌梗死；静息时无灌注缺损而负荷（运动，使用腺苷、双嘧达莫或多巴酚丁胺）后出现灌注缺损提示存在心肌缺血。

冠状动脉 CT 血管造影（CTA）

对冠状动脉病变的阴性预测价值高。阳性预测率约 80%。通常要求患者心律整齐，心室率≤70 次/分。

选择性经皮冠状动脉造影

目前仍是诊断冠心病的金标准。通常用直径法计算冠状动脉管腔的狭窄程度，狭窄≥50% 可考虑诊断为冠心病。

血管内超声(IVUS)

可提供冠状动脉血管横截面的图像,除可以观察管腔的形态外,还能观察管壁的结构,直接使病变显像,并可以根据病变的回声特性判断病变的性质。

血管内光学相干断层成像(OCT)

判断血管壁结构、斑块成分的准确性优于IVUS。

血流储备分数(FFR)

通过冠状动脉压力导丝测量获得。对于判断临界病变是否有功能很有帮助,有研究提示FFR指导进行的PCI比造影指导进行的PCI更有利于预后。

心肌损伤标志物

心肌肌钙蛋白T或I(cTnT或cTnI),旨在评价是否存在心肌损伤或坏死及其严重程度。特异性高,根据其演变规律,对心肌梗死的诊断非常有价值。

(龚艳君 李建平)

第二节 慢性稳定型心绞痛

定义

慢性稳定型心绞痛是指心绞痛发作的程度、频率、性质及诱发因素在3个月内无显著变化。

诊断

症状(典型症状对心绞痛的诊断极具价值)

- 疼痛部位 典型的心绞痛部位在胸骨后或左前胸,范围常不局限,可以放射到颈部、咽部、颌部、上腹部、肩背部、左臂及左手指内侧,也可以放射至其他部位;心绞痛还可以发生在胸部以外,如上腹部、咽部、颈部等。心绞痛每次发作的部位往往是相似的。
- 疼痛性质 常呈紧缩感、绞榨感、压迫感、烧灼感、胸闷、窒息感或沉重感,有的患者只述为胸部不适,主观感觉个体差异较大,但一般不会是针刺样疼痛,有的患者表现为乏力、气短。
- 疼痛持续时间 呈阵发性发作,持续数分钟,一般不会超过10分钟,也不会转瞬即逝或持续数小时。
- **诱发因素** 慢性稳定型心绞痛的发作与劳力或情绪激动有关，如快走、爬坡、激动时发作，多发生在劳力或激动当时而不是之后。
- **缓解方式** 停下休息即可缓解，或舌下含服硝酸甘油可在 2~5 分钟内迅速缓解。

心电图

发作时心电图有诊断价值。与发作前心电图对比，有新的 ST 段或 T 波改变，心绞痛缓解后 ST 段或 T 波改变恢复正常。

超声心动图

有助于除外主动脉瓣狭窄、肥厚型心肌病；评价有无陈旧性心肌梗死，同时可评价左心室功能。

负荷试验

有胸痛症状，怀疑是冠心病，但未获得发作时心电图者，可进行负荷诱发。确诊的稳定型心绞痛患者行负荷试验有利于危险分层。

冠状动脉 CTA

可以了解冠脉病变的情况。对于有胸痛症状、怀疑是冠心病，但由于各种原因不能获得发作时心电图并且不能行负荷试验的患者，意义更大。

选择性经皮冠状动脉造影（CAG）（对于以下患者，推荐行CAG）

- 严重稳定型心绞痛（CCS分级3级或以上者）。特别是药物治疗不能很好缓解症状者。
- 无创方法评价为高危患者，无论心绞痛严重程度如何。
- 心脏停搏存活者。
- 患者有严重的室性心律失常。
- 血运重建后的患者有早期中等程度或严重的心绞痛复发。
- 伴有慢性心力衰竭或左室射血分数（LVEF）明显减低的心绞痛患者。
- 无创方法评价为中～高危的心绞痛患者需行大的非心脏手术时，尤其是血管手术时（如主动脉瘤修复术、颈动脉内膜剥脱术、股动脉旁路移植术）。

慢性稳定型心绞痛严重度加拿大心血管协会（CCS）分级

Ⅰ级：一般体力活动不引起心绞痛，如行走和上楼，但紧张、快速或持续用力可引起心绞痛发作；

Ⅱ级：日常体力活动稍受限制，如快步行

走或上楼、登高、饭后行走或上楼、寒冷或风中行走、情绪激动可发作心绞痛或仅在睡醒后数小时内发作。在正常情况下以一般速度平地步行200 m以上或登一层以上的楼梯受限;

Ⅲ级:日常体力活动明显受限,如在正常情况下以一般速度平地步行100~200 m或登一层楼梯时可发作心绞痛;

Ⅳ级:轻微活动或休息时即可出现心绞痛症状。

慢性稳定型心绞痛的危险分层

危险分层根据临床评估、对负荷试验的反应、左心室功能及冠状动脉造影显示的病变情况综合判断。

- ◆ 临床评估
  - —典型的心绞痛(CCS分级)是主要的预后因素,与冠状动脉的狭窄程度相关。
  - —有外周血管疾病、心力衰竭者预后不良,易增加心血管事件的发生风险。
  - —心电图有陈旧性心肌梗死、完全性左束支传导阻滞(LBBB)、左室肥厚、房室传导阻滞、心房颤动、分支阻滞者,发生心血管事件的风险也增高。
- ◆ 负荷试验
  - —Duke活动平板评分是一个经过验证

的根据运动时间、ST段压低和运动中心绞痛程度进行危险分层的指标。

—Duke评分＝运动时间（min）－5×ST段下降（mm）－（4×心绞痛指数）。

—心绞痛指数：0. 运动中无心绞痛发作；1. 运动中有心绞痛发作；2. 因心绞痛需终止运动试验。

—Duke评分：

低危：≥5分，1年病死率0.25%；

中危：－10～+4分，1年病死率1.25%；

高危：≤－11分，1年病死率5.25%。

—运动心电图可以以Duke活动平板评分来评估其危险性。

◆ 根据左心室功能进行危险分层

左心室功能是长期生存率的预测因素，LVEF<35%时，1年死亡率>3%。

◆ 冠状动脉造影

冠状动脉造影是预后的重要预测指标，最简单、最广泛应用的分类方法为：

单支、双支、三支病变或左主干病变。三支病变、左主干病变或左前降支近端病变预后不良。

治疗

药物治疗

慢性稳定型心绞痛药物治疗的主要目的是：预防心肌梗死和猝死，改善生存；减轻症状和缺血发作，改善生活质量。

改善预后的药物

- 阿司匹林
  - 如无用药禁忌证，均应该服用。
  - 最佳剂量范围为 75～150 mg/d。常用 100 mg/d。
  - 主要不良反应为胃肠道出血或对阿司匹林过敏。
  - 不能耐受阿司匹林的患者，可改用氯吡格雷作为替代治疗。
- β受体阻滞剂
  - 推荐使用无内在拟交感活性的β受体阻滞剂。
  - β受体阻滞剂的使用剂量应个体化，从较小剂量开始，逐级增加剂量，以能缓解症状，静息心率不少于 50 次/分为宜。临床常用的β受体阻滞剂的用法用量见表 1-2-1。
- 调脂治疗
  - 建议 LDL-C 目标值小于 2.6 mmol/L，合并糖尿病者小于 2.0 mmol/L，如不

第一章 冠状动脉性心脏病

能达标，尽量较基线至少降低50%。
—最常用的调脂药物为他汀类药物，临床常用他汀类药物见表1-2-2。

表1-2-1 临床常用的β受体阻滞剂

药物名称	常用剂量	服药方法
美托洛尔	25～100mg	每日2次口服
美托洛尔缓释片	47.5～190mg	每日1次口服
比索洛尔	5～10mg	每日1次口服
阿替洛尔	25～50mg	每日2次口服

表1-2-2 临床常用的他汀类药物

药物名称	每日常用剂量(mg)	SFDA批准最大日剂量(mg)
辛伐他汀	20	40
普伐他汀	20	40
阿托伐他汀	20	80
瑞舒伐他汀	10	20
氟伐他汀	40	80
洛伐他汀	20	80

SFDA，国家食品药品监督管理局。

◆ 血管紧张素转化酶抑制剂（ACEI）
—在稳定型心绞痛患者中，合并糖尿病、心力衰竭或左心室收缩功能不全的高危患者均应使用ACEI。
—所有冠心病患者均能从ACEI治疗中获益，但低危者获益可能较小。

减轻症状、改善缺血的药物

- β受体阻滞剂：同上述
- 硝酸酯类
  - 舌下含服或喷雾用硝酸甘油仅作为心绞痛发作时缓解症状用药，也可在运动前数分钟使用，以减少或避免心绞痛发作。
  - 长效硝酸酯制剂用于降低心绞痛发作的频率和程度，并可能增加运动耐量。
  - 长效硝酸酯类不适用于治疗心绞痛急性发作，而适用于慢性长期治疗。
  - 每天用药时应注意给予足够的无药间期，以减少耐药性的发生，用法用量见表1-2-3。

表1-2-3 临床常用硝酸酯类药物

药物名称	常用剂量	用法
硝酸甘油含片	0.5 mg	每次舌下含服1片，一般连用不超过3次，每次间隔5分钟
硝酸甘油喷雾剂	0.4 mg	每次1喷，一般连用不超过3次，每次间隔5分钟
硝酸异山梨酯（消心痛）	10～30 mg	每日3～4次口服
单硝酸异山梨酯 普通片	20 mg	每日2次口服
单硝酸异山梨酯 缓释片	40～60 mg	每日1次口服

- ◆ 钙离子拮抗剂
  - —有β受体阻滞剂禁忌证时可选用非二氢吡啶类钙离子拮抗剂。
  - —β受体阻滞剂作为初始治疗但仍有心绞痛症状发作者,可联用长效二氢吡啶类钙离子拮抗剂,如氨氯地平。
  - —存在冠脉痉挛的患者使用钙离子拮抗剂效果更明显。常用氨氯地平 5 mg,每日 1 次口服。
- ◆ 代谢性药物曲美他嗪
  - —通过调节心肌能源底物,抑制脂肪酸氧化,优化心肌能量代谢,改善心肌缺血及左心功能,缓解心绞痛。
  - —常用剂量为 20 mg 一次,每日 3 次,口服。
- ◆ 尼可地尔
  - —是一种钾离子通道开放剂,与硝酸酯类制剂具有相似的药理特性。抑制钙离子内流,扩张中、小冠状动脉,增加冠脉血流,改善心肌缺血。与其他抗心肌缺血药物联用有良好效果,并能改善难治性心肌缺血的症状。
  - —常用剂量 5~10 mg 一次,每日 3 次,口服。

血运重建治疗

- ◆ 具有下列特征的患者进行血运重建可以改善预后:

—左主干病变直径狭窄＞50%；
　　—前降支近段狭窄≥70%；
　　—伴左心室功能下降的2支或3支病变；
　　—大面积心肌缺血（心肌核素等检测方法证实缺血面积大于左心室面积的10%）。
- 具有下列特征的患者进行血运重建对预后改善无助：
  —非前降支近段的单支病变，且缺血面积小于左心室面积10%者。
- 具有下列特征的患者进行血运重建可以改善症状：
  —任何血管狭窄≥70%伴心绞痛，且优化药物治疗无效者；
  —有呼吸困难或慢性心力衰竭（CHF），且缺血面积大于左心室面积10%者；
  —或存活心肌的供血由狭窄≥70%的罪犯血管提供者。
- 具有下列特征的患者进行血运重建对改善症状无助：
  —优化药物治疗时无明显限制性缺血症状者。

危险因素的处理

- 患者教育

有效的教育可以使患者全身心参与治疗和预防，并减轻对病情的担心与焦虑，更好地依从治疗方案和控制危险因素，从而改善和提高患者的生活质量,降低死亡率。

- ◆ 戒烟
  - —戒烟能降低心血管事件的风险。鼓励并协助患者完全戒烟并且避免被动吸烟。
  - —目前,已有一些行为及药物治疗措施,如尼古丁替代治疗等,可以协助患者戒烟。
- ◆ 运动
  - —应尽可能与多种干预危险因素的措施结合起来,成为冠心病综合治疗的一部分。
  - —建议稳定型心绞痛患者每日运动30~60分钟,每周运动不少于5天。
- ◆ 控制血压
  - —通过改变生活方式并使用降压药物,将血压控制在140/90 mmHg以下;
  - —对于糖尿病及慢性肾病患者,应控制在130/80 mmHg以下。
  - —选择降压药物时,应优先考虑β受体阻滞剂和(或)ACEI。
- ◆ 调脂治疗
  - —调整生活方式并结合使用调脂药物。
- ◆ 糖尿病
  - —糖尿病合并慢性稳定型心绞痛患者应立即开始纠正生活习惯并使用降糖药物,使糖化血红蛋白≤7%。
- ◆ 肥胖
  - —肥胖指体质指数(BMI)≥28 kg/m^2;

腹型肥胖指男性腰围≥90 cm，女性腰围≥80 cm。

——减轻体重（控制饮食、活动和锻炼、减少饮酒量）有利于控制其他多种危险因素，是冠心病二级预防的一个重要部分。

（龚艳君　李建平）

第三节　急性冠状动脉综合征

定义

急性冠状动脉综合征（acute coronary syndrome，ACS）是由于血栓、痉挛、严重狭窄、炎症反应等原因导致急性心肌缺血事件发作的临床综合征。其主要发病机制是在冠状动脉粥样硬化基础上由于粥样斑块不稳定继发局部血栓形成。

分类

根据心电图是否有 ST 段抬高分为急性 ST 段抬高型心肌梗死（ST elevation myocardial infarction，STEMI）和非 ST 段抬高型急性冠脉综合征（non-ST elevation acute coronary syndrome，NSTE ACS），后者又根据是否符合心肌梗死诊断分为不稳定型心绞痛（unstable angina pectoris，UAP）和

急性非 ST 段抬高型心肌梗死（non-ST elevation myocardial infarction, NSTEMI）。

急性 ST 段抬高型心肌梗死

病因

基本病因是冠状动脉粥样硬化，由于斑块不稳定，血小板激活、聚集，凝血系统激活，局部形成持续闭塞性血栓，使相应冠状动脉供血范围内的心肌严重而持续性缺血，发生损伤、坏死。在心电图上表现为相应导联的 ST 段抬高。

临床表现

- ◆ 症状
  - —持续不缓解的心前区不适，持续时间通常超过 30 分钟，程度较重，伴出汗、烦躁不安、濒死感等。
  - —需注意不典型患者，包括疼痛部位不典型：如上腹部、肩背部、下颌等部位的持续不适，程度较重；症状不典型：以心力衰竭为首发表现，而无任何心前区不适。
- ◆ 体征
  - —可有心率增快（下壁心梗患者可有心率

减慢)、心音低钝、血压升高、表情恐惧焦虑、皮肤湿冷及心尖部第四心音和（或）第三心音奔马律，心底部可有第二心音逆分裂。
—乳头肌功能不全时可有心尖部收缩期杂音、喀喇音。严重者有心力衰竭、休克的相应体征。

◆ 心电图
—与罪犯血管供血范围相一致的节段性分布的动态衍变过程。其动态衍变过程最早为高尖 T 波，随后 ST 段呈弓背向上抬高，甚至与 T 波融合形成单相曲线，并出现异常 Q 波。
—衍变的时间顺序为：梗死后几天到 2 周内 ST 段逐渐降至等电位线，T 波倒置并于 2～3 周内逐渐加深，Q 波加深变宽，最后 T 波可逐渐恢复直立或为持续性倒置 T 波，多数 Q 波永久存在。也可表现为新出现的左束支传导阻滞。

◆ 心肌损伤标志物（图 1-3-1）
—(包括传统的心肌酶如 CK、CK-MB、LDH、肌红蛋白和特异性心肌损伤标志物 cTnI/cTnT) 升高且呈动态变化。
—CK-MB 及 CK 在胸痛后 6 小时左右开始升高，CK-MB 14～16 h 达高峰，CK 16～18 h 达高峰，48～72 h 均恢复正常；
—LDH 在胸痛后 8～12 h 开始升高，2～

3d 达高峰，2~3 周恢复正常。cTnI/cTnT 4~6 h 内开始升高，24~36 h 达高峰，2 周恢复正常；

——肌红蛋白在发病后 1.5~4 h 开始升高，2~6 h 达峰值，24~48 h 恢复正常，虽然其无确诊意义，但有助于早期筛查。

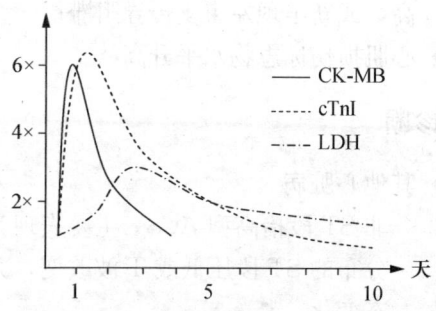

图 1-3-1　STEMI 心肌损伤标志物的时间变化曲线

- 超声心动图主要用于
  ——鉴别诊断：除外主动脉夹层、急性肺栓塞等疾病；
  ——评价心梗范围、心室重构以及心功能；
  ——诊断机械并发症；
  ——诊断心包积液及心室内血栓。

诊断

初步诊断

由于心肌损伤标志物一般在起病后 4~6 小时

才能检出，因此，为了尽快挽救濒死心肌，以下三条中只要具备前两条，就应考虑进行再灌注治疗。

- 胸痛或等同症状（如胸闷、放射部位疼痛）持续时间超过 30 分钟；
- 心电图表现与基线相比，新出现 ST 段抬高，或新出现左束支传导阻滞；
- 心肌损伤标志物水平升高。

鉴别诊断

- 其他心脏病
  - 非 ST 段抬高型 ACS　主要表现为节段分布的 ST 段压低或 T 波改变，并呈动态变化。
  - 主动脉夹层　常为撕裂样疼痛，持续不缓解，依据累及部位不同，疼痛可极为广泛，可发生在胸部、背部、腹部、腰部、颈部或下肢。有相应脏器受累的症状和体征，如双上肢脉搏、血压不一致，主动脉瓣关闭不全等，而多无心梗的心电图和血清酶改变。但是夹层累及冠脉开口或累及主动脉窦而影响冠脉血流时，可有类似于心梗的心电图改变，需要注意鉴别。X 线、超声心动图、CT 或磁共振检查有助于诊断。
  - 急性心包炎　胸痛持续，常于咳嗽、深呼吸或体位变化时加重，可伴有发热、红细胞沉降率增快。可听到心包摩擦音。心电图常为各导联 ST 段弓背向下抬高，而无心梗的演变过程，无血清酶的改变。

◆ 其他系统疾病

—肺栓塞 突发胸闷、气短、呼吸困难，或有咯血、休克，甚至晕厥。可有急性右心室负荷过重的表现，如颈静脉怒张，肝颈静脉回流征阳性，右室增大，P_2 亢进、分裂；部分患者有下肢深静脉血栓形成的体征。

心电图电轴右偏，顺时针转位，出现肺性 P 波、$S_I\ Q_{III}\ T_{III}$ 或新发右束支传导阻滞，心电图改变较心梗快速而短暂。

D-二聚体和 FDP 常升高，而 cTnI 升高不明显，且不符合心梗的动态变化规律。

超声心动图可见肺动脉压升高，肺动脉增宽，右心室扩大，室间隔向左室移位，左室腔变小。

肺动脉 CT 血管造影（CTPA）和放射性核素肺扫描可助诊断。

定位诊断

◆ 根据心电图 ST 段抬高动态变化的导联组合确定：

—前间壁，$V_1 \sim V_2$；前壁，$V_3 \sim V_6$；高侧壁，I、aVL；下壁，II、III、aVF；

—正后壁，$V_1 \sim V_2$ 导联高大 R 波与高尖 T 波，$V_7 \sim V_9$ 导联 ST 段抬高；右室，$V_{3R} \sim V_{6R}$，V_{4R} 导联变化最显著。

◆ 血流动力学分型（Forrest）：
— Ⅰ 型 肺小动脉楔压（PWP）<18 mmHg，心脏指数（CI）≥2.2 L/(min·m²)，心功能代偿期；
— Ⅱ 型 PWP≥18 mmHg，CI≥2.2 L/(min·m²)，肺淤血；
— Ⅲ 型 PWP<18 mmHg，CI<2.2 L/(min·m²)，低血压，无肺淤血
〔Ⅲ 型又根据左心房压（RAP）分为两个亚型：Ⅲₐ 型 RAP<5 mmHg 为低血容量；Ⅲᵦ 型 RAP>10 mmHg 为右心室梗死〕；
— Ⅳ 型 PWP≥18 mmHg，CI<2.2 L/(min·m²)，心源性休克，肺淤血并周围血管灌注不良。

◆ 心功能 Killip 分级
— Ⅰ 级 双肺呼吸音清，无肺淤血；
— Ⅱ 级 双肺可闻及湿啰音，不超过肺野的 50%；
— Ⅲ 级 双肺可闻及湿啰音，超过肺野的 50%；
— Ⅳ 级 双肺满布干湿啰音。

出院诊断

- 结合患者的症状、心电图动态演变以及心肌损伤标志物动态变化的特点诊断为急性ST段抬高型心肌梗死,同时需要对心肌梗死的部位、心律、心脏结构及心功能作出诊断。
- 例如:
  急性前壁ST段抬高型心肌梗死
  　　窦性心律
  　　心脏不大
  　　心功能Ⅰ级(Killip分级)

治疗

由于STEMI的病理基础是冠状动脉内急性血栓形成导致持续性完全闭塞,因此,为了减少心肌坏死的范围,尽可能保存患者的心功能,最关键的治疗措施是开通梗死相关血管,使心肌得到再灌注(reperfusion)。

再灌注治疗策略:

再灌注治疗包括溶栓治疗、经皮冠脉介入治疗(PCI)以及急诊冠状动脉旁路移植术(急诊CABG)。目前以前两种治疗手段为主。

- 直接PCI

适应证

—新发ST段抬高型心肌梗死,时间不超过

12小时;
- —心源性休克,年龄<75岁,MI发病<36 h,休克<18 h;
- —发病12~24 h,仍有缺血证据,或有缺血相关的心功能障碍、血流动力学不稳定或严重心律失常;

禁忌证
- —有活动性出血无法接受抗栓治疗的患者;
- —距离发病超过12小时且无缺血证据者。

术前用药
- —抗血小板药物 阿司匹林300 mg,嚼服;氯吡格雷600 mg口服。
- —硝酸酯类药物 硝酸甘油10 μg/min或硝酸异山梨酯10 μg/min起始静脉滴注,根据患者血压调整剂量。在低血容量、右室梗死患者中应用易导致低血压,须补足容量后使用。
- —镇痛、镇静:吗啡2.5~5 mg,皮下注射;安定5 mg,口服(po)。
- —阿托伐他汀80 mg,口服。

术后用药
- —继续抗血小板治疗 阿司匹林,100 mg,qd;氯吡格雷,75 mg,qd。
- —抗凝治疗 术后4小时开始应用低分子肝素,根据病情应用3~5天。

> 依诺肝素：100IU（1mg）/kg，皮下注射（IH），q12 h，年龄80岁以上或重度肾功能不全者qd给药。
> 那屈肝素：0.1ml/10kg，IH，q12 h。
> 达肝素：120 IU/kg，IH，q12 h。

—无禁忌证患者早期应用β受体阻滞剂。
注意：用药后静息心率应不低于50次/分钟，血压应不低于110/60 mmHg。

> 美托洛尔：6.25～100 mg bid
> 比索洛尔：1.25～10 mg qd
> 卡维地洛：3.125～25 mg bid

—无禁忌证患者早期应用大剂量他汀类药物
注意：需要监测肝和肌肉损害副作用。

> 瑞舒伐他汀：5～20 mg，qn
> 阿托伐他汀：20～80 mg，qd
> 辛伐他汀：20～40 mg，qn
> 氟伐他汀：40～80 mg，qn
> 普伐他汀：40～80 mg，qn

—无禁忌证患者早期应用ACEI类药物。
因严重干咳副作用不耐受ACEI类药物者可换用ARB类药物。

培哚普利：2～8 mg qd
贝那普利：5～20 mg qd
福辛普利：5～20 mg qd
卡托普利：6.25～25 mg bid～tid
缬沙坦：80～160 mg qd
厄贝沙坦：75～300 mg qd
氯沙坦：25～100 mg qd
替米沙坦：80～160 mg qd
奥美沙坦：20～40 mg qd

—硝酸酯类药物

根据患者心绞痛症状及血压情况决定用药方法，术后无症状、无并发症患者可以不用。

静脉滴注：
硝酸甘油：10 μg/min 起始，可逐渐加量；
硝酸异山梨酯：20 μg/min 起始，可逐渐加量。
口服药物：
硝酸异山梨酯：10～20 mg，tid～qid；
单硝酸异山梨酯：20～30 mg bid 或 40～60 mg qd。

◆ 溶栓治疗

适应证
—新发 ST 段抬高型心肌梗死,时间不超过 12 小时;
—无条件进行直接 PCI 或预计直接 PCI 开通血管时间延迟超过 90 分钟。

禁忌证
绝对禁忌证

—既往有出血性卒中或原因不明的卒中史;

—6 个月内发生过缺血性卒中;

—中枢神经系统损伤或肿瘤;

—近期有大手术或创伤、头外伤史;

—1 个月内胃肠道出血史;

—已知患有出血性疾病;

—主动脉夹层;

—过去 24 小时内发生过无法压迫部位的出血或穿刺。

相对禁忌证

—过去 3 个月内 TIA 发作史;

—口服抗凝药物;

—妊娠或产后 1 周;

—难以控制的高血压(收缩压>180 mmHg 和/或舒张压>110 mmHg);

—进展期肝病;

—感染性心内膜炎;

—活动性消化性溃疡;

—长时间或创伤性心肺复苏。

溶栓方案

链激酶：150万单位，30~60分钟内静脉滴注，既往应用过链激酶者禁忌使用；

阿替普酶（tPA）：15 mg 快速注射，0.75 mg/kg（总量不超过50 mg）30分钟内静脉滴注，之后 0.5 mg/kg（总量不超过35 mg）60分钟内静脉滴注；

瑞替普酶（r-PA）：10个单位静脉注射，两次间隔30分钟；

TNK-tPA：单次静脉注射，60 kg 体重者注射 30 mg；60~70 kg 者，注射 35 mg；70~80 kg 者，注射 40 mg；80~90 kg 者，注射 45 mg；超过90 kg 者，注射 50 mg。

◆ 溶栓后介入干预策略
  —紧急 PCI：
    溶栓成功后如患者出现再发缺血或血管再次闭塞的表现，应立即行紧急 PCI。
  —溶栓成功后其他需要行冠状动脉造影/介入治疗的情况：
    心力衰竭/心源性休克患者；
    溶栓后 3~24 h 常规行冠状动脉造影，必要时对梗死相关血管行 PCI。

◆ 溶栓辅助用药

—抗凝药物：
如应用尿激酶、链激酶等非选择性溶栓药物，可于溶栓后检测APTT降至50～70秒后开始应用依诺肝素100 IU（1 mg）/kg，ih，q12 h，年龄80岁以上或重度肾功能不全者qd给药；
如应用瑞替普酶等选择性溶栓药物，则需要在溶栓前以普通肝素（UFH）60 U/kg（总量不超过4000 U）静脉注射，继以12 U/(kg·h)速度静脉滴注（总量不超过1000 U），根据APTT调整剂量，维持APTT为50～70秒。
—抗血小板药物：阿司匹林100 mg qd，氯吡格雷300 mg负荷量后75 mg qd维持。
—其他药物同"直接PCI围术期用药之术后用药"。

—补救性PCI：
如溶栓失败（60分钟内ST段回落＜50%），应立即行补救性PCI。

（刘兆平　洪涛）

非 ST 段抬高型急性冠脉综合征

定义

非 ST 段抬高型急性冠脉综合征（non-ST-elevation acute coronary syndrome，NSTE-ACS）是指临床表现为急性冠脉综合征，但发病时心电图无 ST 段抬高。又根据发病后有无心肌损伤标志物明显升高分为不稳定型心绞痛和非 ST 段抬高型心肌梗死（NSTEMI）。

发病机制

冠状动脉不稳定斑块在炎症反应、应激等因素作用下发生破溃，血小板在局部黏附、聚集形成血小板血栓并可伴有远端血管栓塞导致心肌灌注不足；少数患者是由冠状动脉炎、创伤、夹层、栓塞、先天异常甚至心导管操作并发症等引起的。

流行病学

NSTE-ACS 的年发病率约 3/1000。与 STEMI 相比，其近期预后稍好但远期预后较差：院内死亡率 3%～5%，6 个月死亡率为 13%，4 年死亡率是 STEMI 的 2 倍左右。其远期预后较差与患者年龄较大、合并其他疾病（尤其是糖尿病和肾功能不全）的比例较高有关。

临床表现

不稳定型心绞痛

症状

主要症状是缺血样胸痛或胸闷，可以是最近发生，也可以是原有症状加重，活动耐量下降甚至休息时也有症状发作。

辅助检查

- 心电图：表现为 ST 段下移、T 波改变或无明显心电图变化。
- 心肌损伤标志物：血中 cTnT 或 cTnI 水平正常或仅轻度升高，未达到急性心肌梗死的诊断标准。

不稳定型心绞痛包含以下临床情况

- 初发劳力型心绞痛：指最近 1 个月内发生的与劳力相关的心绞痛。
- 恶化劳力型心绞痛：指原有的劳力型心绞痛在最近 3 个月内发作频率增加、程度加重、持续时间延长、诱发症状发作的活动量降低。
- 自发型心绞痛：指心绞痛症状在静息状态下发作，无劳力性诱因。

- 变异型心绞痛：症状发作时心电图某些导联 ST 段抬高，症状缓解后 ST 段迅速回落到基础状态，且心肌损伤标志物不升高（此为回顾性诊断，在发病之初因 ST 段抬高通常被疑诊为 STEMI，最终因心肌损伤标志物未升高而确定诊断为变异型心绞痛，归类为不稳定型心绞痛）。
- 卧位心绞痛：平卧位时发作症状，坐、立位时症状减轻或缓解。
- 心肌梗死后早期心绞痛：心肌梗死后 1 个月内发生的心绞痛。
- 血运重建治疗后早期心绞痛：PCI 或 CABG 后 3 个月内症状复发。

非 ST 段抬高型心肌梗死（NSTEMI）

症状

主要表现为缺血样胸痛或胸闷持续 20 分钟以上不缓解。

辅助检查

- 心电图：表现为 ST 段下移、T 波改变或无明显心电图变化。
- 心肌损伤标志物：血 cTnT 或 cTnI、CK-MB 水平明显升高达到急性心肌梗死诊断标准且符合急性心肌梗死演变规律。
- 超声心动图：可能有节段性室壁运动减弱甚至消失，缺血累及乳头肌时可检出二尖瓣反流。左室收缩功能对评估预后有重要意义。

NSTE-ACS 的 Braunwald 分级和分型（表 1-3-1）

根据患者临床表现及有无非心脏原因导致或加重心肌缺血，对 NSTE-ACS 进行分级和分型，对预测患者预后情况有所帮助。

表 1-3-1 NSTE-ACS 分级和分型

	定义	1年内死亡或 MI 发生率（%）
分级		
1级	初发或恶化型心绞痛，无静息状态下发作	7.3
2级	过去1个月内有静息心绞痛发作，但最近48小时内没有静息心绞痛发作	10.3
3级	最近48小时内有静息心绞痛发作	10.8
分型		
A型	存在加重心肌缺血的非心脏原因	14.1
B型	无加重心肌缺血的非心脏原因	8.5
C型	发生于急性心肌梗死后2周内	18.5

危险分层

同为 NSTE-ACS 患者，其预后却存在很大差异。及时进行危险分层并根据病情变化随时重新评估，采取相应的治疗策略将会改善患者的预后。

TIMI 评分：是 2000 年由 Antman 等人提出的一个简单易用的评分体系，根据患者就诊时是否具有以下 7 点进行评分，每符合 1 点加 1 分：

—≥65 岁；
—有至少 3 个冠心病危险因素；
—已知冠状动脉狭窄≥50%；
—ECG 有 ST 段变化；
—24 小时内心绞痛发作至少 2 次；
—发病前服用阿司匹林超过 7 天；
—血清心肌损伤标志物升高。

总分越高，2 周内发生不良事件的风险越大（表 1-3-2）。

表 1-3-2 **TIMI 评分与不良事件发生率的关系**

得分（分）	14 天内全因死亡、新发或复发 MI、复发严重缺血须进行紧急血运重建的比例（%）
0～1	4.7
2	8.3
3	13.2
4	19.9
5	26.2
6～7	40.9

TIMI 评分使用方便，但是在其评分体系中未考虑心功能、肾功能、血流动力学情况，而这些均是对预后判断更有意义的参数。

因此特别需要关注:

—症状发作时伴有心律失常;

—症状发作时伴有低血压;

—症状发作时伴有心力衰竭;

—症状发作时心电图 ST 段明显压低;

—cTnI(或 cTnT)明显增高。

存在以上任何一条提示预后较差。另外:

—入院前症状发作频繁;

—静息心绞痛发作。

均提示预后不良。

GRACE 评分: 是 2006 年由 Fox 等人提出的评分体系,考虑了患者年龄、心率、血压、肾功能状况等因素,对高危患者的识别效率更高(表 1-3-3)

表 1-3-3 GRACE 评分结果与预后的关系

近期风险		
危险度	GRACE 评分(分)	院内死亡率(%)
低	≤108	<1
中	109~140	1~3
高	>140	>3

中期风险		
危险度	GRACE 评分(分)	出院后 6 个月死亡率(%)
低	≤88	<3
中	89~118	3~8
高	>118	≥8

GRACE 评分对高危患者的识别更准确,但使用较麻烦,需用专门的计算程序,也可在网站上计算(http://www.outcomes.org/grace)。

ESC 危险分层

- 具有以下特点之一者属极高危组
  - 通过正规、强化药物治疗后仍有心绞痛发作;
  - 症状发作时伴严重心力衰竭;
  - 症状发作时合并危及生命的室性心律失常;
  - 症状发作时血流动力学不稳定。
- 不具有极高危组特点,但是符合以下之一者属高危组
  - 肌钙蛋白升高;
  - ST-T 动态演变;
  - 糖尿病;
  - 肾功能不全 [eGFR < 60 ml/(min·1.73 m^2)];
  - 左心收缩功能降低 (LVEF<40%);
  - 心肌梗死后早期心绞痛;
  - 近期 PCI 史;
  - 既往 CABG 史;
  - GRACE 评分属中高危者。

治疗

治疗原则

危险分层为高危的患者应争取早期进行介入干预以改善预后,其中:

- ESC 评分极高危组患者应争取 2 小时内进行介入评估;
- GRACE 评分>140 分或有肌钙蛋白/心电图明显变化的患者应在 24 小时内完成介入评估;
- GRACE 评分<140 分但具有至少一项其他 ESC 高危特点者应在出院前,最好是入院 72 小时内进行介入评估;
- 治疗后无症状复发的低危患者在出院前应进行无创检查,若结果显示射血分数降低或可诱发出心肌缺血,应进行介入评估。

药物治疗

药物治疗是一切治疗的基础,对于所有 NSTE-ACS 患者都应给予规范化的药物治疗以稳定病情,改善预后。

抗缺血治疗

通过降低心肌耗氧量或增加冠状动脉氧供给改善心肌缺血,缓解心绞痛。常用药物包括:

- **β受体阻滞剂**

  初级目标是使患者清醒时静息心率控制在60次/分左右,心率达标后仍有心绞痛发作者可在严密观察下进一步加大剂量使静息心率下降至50次/分。

  常用药包括:

  酒石酸美托洛尔,12.5~100 mg,每日2次;

  琥珀酸美托洛尔缓释片,23.75~190 mg,每日1次;

  比索洛尔,2.5~10 mg,每日1次。

- **硝酸酯类药物**

  住院病人静脉用药效果优于口服制剂,应从小剂量开始,逐渐增加剂量直至症状缓解或出现明显副作用(严重头痛或低血压)。

  正在使用西地那非、伐地那非、他达那非等磷酸二酯酶-5抑制剂的患者禁用,以免诱发致命性低血压。

  常用药包括:

  硝酸甘油,初始剂量10 μg/min;

  5-单硝酸异山梨酯,初始剂量1 mg/h。

- **钙离子拮抗剂**

  可用于冠心病治疗的钙离子拮抗剂包括:二氢吡啶类(如硝苯地平、氨氯地平)、苯并硫氮杂䓬类(如地尔硫䓬)、芳烷胺类(如维拉帕米)。

适用于:

已使用硝酸酯类和β受体阻滞剂仍有心绞痛症状发作者,可使用二氢吡啶类钙离子拮抗剂,包括硝苯地平缓释或控释制剂、氨氯地平、非洛地平等。

有β受体阻滞剂使用禁忌证时,可用苯并硫氮杂䓬或芳烷胺类钙离子拮抗剂。

需注意的是:

未使用β受体阻滞剂的劳力型心绞痛患者,不宜使用短效二氢吡啶类药物。

常用药包括:

硝苯地平缓释片,10~40 mg,每日2次;
硝苯地平控释片,30 mg,每日1次;
氨氯地平,2.5~10 mg,每日1次;
非洛地平,5~10 mg,每日1次;
地尔硫䓬,30~90 mg,每日4次;
地尔硫䓬缓释胶囊,90 mg,每日1~2次;
维拉帕米,40~120 mg,每日3次。

- 其他抗缺血药物:
  - 尼可地尔(nicorandil)

    属钾通道开放剂,可改善稳定型心绞痛患者的预后,在 ACS 患者人群中缺乏相应的研究资料。

    用法:5~10 mg,每日3次。
  - 伊伐布雷定(ivabradine)

    是窦房结 I_f 电流抑制剂,通过抑制窦房结自发舒张期去极化而减慢心率,对心肌收缩力及传导系统无抑制作用。

尤其适用于有 β 受体阻滞剂禁忌证的患者。

用法:2.5~7.5 mg,每日 2 次。

—雷诺嗪(ranolazine)

为部分脂肪酸氧化酶抑制剂,抑制晚期钠电流,可抑制心肌脂肪酸氧化,促进葡萄糖氧化,提高心肌能量供给,但对预后无改善作用。

用法:500~1000 mg,每日 2 次。

—盐酸曲美他嗪(trimetazidine)

在不依赖增加心肌血液供应的情况下改善心肌能量代谢,抑制脂肪酸氧化,增加心肌细胞能量供应,保护细胞完整性,减轻细胞内酸中毒和钠、钙聚集,减轻氧自由基造成的细胞损伤。对预后无改善作用。

用法:20 mg,每日 3 次。

抗血小板治疗:

不稳定斑块受损后血小板活化是 ACS 发病的重要环节,也是 ACS 治疗的重要靶点。常用抗血小板药物包括:

◆ 阿司匹林

通过不可逆性抑制环氧化酶(COX-1)、减少血栓素 A_2 的生成达到抑制血小板活性的目的。

对于所有拟诊 NSTE-ACS 的患者，除非有明确的过敏史或严重不良反应，均应尽快给予阿司匹林治疗。

用法：

—负荷量 150～300 mg、维持量每日 75～100 mg；

—已经规律用药 1 周以上者可不再给负荷量；

—如果无明显副作用，应终身用药。

阿司匹林的主要不良反应有：

—消化道症状和上消化道出血；

—阿司匹林过敏，发生率不超过 0.5%；

—与非甾体类消炎药如布洛芬等合用有潜在的致血栓风险。

◆ ADP 受体拮抗剂

血小板表面 ADP 受体包括 P2Y1、P2Y12、P2X1 亚型，其中 P2Y12 受体在血小板聚集中发挥主要作用。ADP 受体拮抗剂通过抑制 ADP 与血小板 P2Y12 受体的结合发挥抗血小板作用。

常用 P2Y12 受体拮抗剂有：

—噻氯匹定（抵克力得）

250 mg，每日 2 次，因副作用较多，现已较少使用；

—氯吡格雷

是国内目前使用最多的 ADP 受体拮

抗剂，应避免与奥美拉唑合用以免因竞争代谢酶影响其抗血小板效果。

口服负荷量300 mg后6小时左右开始发挥抗血小板作用，若将负荷量增加到600 mg，在服药后2小时起效。

应用方法：

对于NSTE-ACS患者，如果选择早期干预策略，应给予氯吡格雷负荷量600 mg；若选择早期保守策略，可给予负荷量300 mg；

无论是否行PCI，使用维持量75 mg/d持续1年以上。

—普拉格雷

普拉格雷起效更快、抗血小板作用更强。

负荷量60 mg，维持量每日10 mg。

年龄超过75周岁、体重低于60 kg、有脑血管病史、肾功能不全、有明显出血病史及近期拟行外科手术的患者不宜使用普拉格雷。

—替格瑞洛

属于环戊基三唑嘧啶类药物，原药本身具有抗血小板活性，不需在体内代谢转换，其与ADP受体P2Y12的结合是可逆性的。

负荷量180 mg，维持量90 mg每日两次。

◆ GPⅡb/Ⅲa受体拮抗剂

静脉应用GPⅡb/Ⅲa受体拮抗剂可迅速发挥强大的抗血小板作用。

国内使用较多的GPⅡb/Ⅲa受体拮抗剂为替罗非班。

若造影时发现冠脉内有明显血栓,应:

—介入治疗中使用时负荷量是10~25μg/kg,3分钟内静脉注射,维持量为0.15μg/(kg·min),持续24小时。

—药物保守治疗的患者用0.4μg/(kg·min)持续静滴30分钟,然后改为0.1μg/(kg·min),持续24~36小时。

—肾功能不全的患者剂量应减半。

抗凝治疗:

NSTE-ACS患者使用抗凝药物可以抑制凝血酶的生成及其活性,从而可减少与血栓形成相关的缺血事件的发生。

抗凝药与抗血小板药联用的效果优于使用单一种类药物。

临床使用的抗凝药物包括:

—凝血酶间接抑制剂:普通肝素、低分子量肝素;

—Ⅹa因子间接抑制剂:低分子量肝素、磺达肝癸钠;

—Ⅹa 因子直接抑制剂：阿哌沙班（apixaban）、利伐沙班（rivaroxaban）、奥米沙班（otamixaban）；

—凝血酶直接抑制剂：比伐卢定、达比加群。

目前国内使用最多的仍为肝素和低分子量肝素。

◆ 普通肝素

价格低廉，可以随时调节剂量，通过监测 APTT、ACT 观察药效，但可能诱发血小板减少症（heparin-induced thrombocytopenia，HIT），个体差异较大，用药时需要监测。

PCI 术中抗凝：50～100 IU/kg，维持 ACT 300～350 秒。

◆ 低分子量肝素

可以使用固定剂量，不必监测，较少诱发 HIT，相对安全、方便，肾功能不全者应减量使用。应避免将其注射入肌肉内。

常用药：

—伊诺肝素，100 AxaIU/kg，每 12 小时 1 次，深部皮下注射，使用 1 周；

—达肝素，120IU/kg，最大量 10000IU 一次，每日 2 次，皮下注射，连用至少 6 天；

—那屈肝素，86IU/kg，每日 2 次，皮下注射，连用 6 天左右。

◆ 磺达肝癸钠

较少导致出血事件，使用安全，对于不拟行 PCI 的患者可作为首选抗凝剂。

用法：

2.5 mg 皮下注射，每日 1 次；

无磺达肝癸钠时建议首选使用伊诺肝素。二者均无时可使用普通肝素使 APTT 达到 50~70s，也可使用其他种类的低分子量肝素。

◆ 比伐卢定

对于拟行早期介入治疗的患者，尤其是有较高出血风险者，建议使用比伐卢定抗凝。

用法：

—术前 0.1 mg/kg 静脉注射，并以 0.25 mg/(kg·h) 持续静脉滴注；

—术中追加负荷剂量 0.5 mg/kg 静脉注射，并将持续静滴剂量增加到 1.75 mg/(kg·h)；

—如果术前没有使用，则给以 0.75 mg/kg 静脉注射，并以 1.75 mg/(kg·h) 速度持续静滴；

—术后可即刻停药或继续使用不超过 4 小时。

对于完全采取保守策略的患者，住院期间可以一直使用抗凝药直至出院。

降脂抗炎稳定斑块治疗

NSTE-ACS 的发病与冠状动脉不稳定斑块破溃继发血栓形成有关，他汀类药物具有降脂抗炎稳定斑块的作用，对急性冠脉综合征患者具有改善预后的作用。无禁忌证的 NSTE-ACS 患者均应早期使用。对于接受 PCI 治疗的患者采用他汀类药物序贯疗法可降低围术期不良事件的发生率。

常用药：

阿托伐他汀，术前即刻 80 mg，术后 40 mg/d 连用 1 个月后根据 LDL-C 水平确定长期维持剂量。LDL-C 目标值：<2.07 mmol/L。

具体用药举例

- 拜阿司匹林 100 mg qd（既往未使用者先给予 300 mg 负荷量），长期使用；
- 氯吡格雷 75 mg qd（既往未使用者先给予负荷量，拟早期急诊介入治疗者 600 mg，拟早期保守治疗者 300 mg），药物治疗或介入治疗植入非药物洗脱支架者至少服用 1 个月，最好用 1 年，介入治疗植入药物洗脱支架者至少服用 1 年；
- 伊诺肝素 1 mg/kg，ih，q12 h（1 mg=0.01 ml=100 AxaIU），使用 1 周左右；
- 美托洛尔 12.5～100 mg bid，根据症状、血压、心率调整剂量，长期使用；

- 硝酸甘油 10 μg/min 起始或单硝酸异山梨酯 1 mg/h 起始持续静脉滴注，根据疗效、血压、心率情况调整用量；
- 阿托伐他汀 20 mg qd，拟早期介入治疗者 80 mg 顿服，以后 40 mg qd，一个月后 20 mg qd，根据 LDL-C 水平调整用量，长期使用；
- 替罗非班 0.4 μg/(kg·min) 静脉滴注，30 分钟后改为 0.1 μg/(kg·min)，持续静脉滴注 48 小时，介入治疗术中先给负荷量 10～25 μg/kg，3 分钟内静脉注射，然后以 0.15 μg/(kg·min) 持续静脉滴注 18～24 小时。

介入治疗

NSTE-ACS 患者具有很大的临床异质性，临床医生接诊患者后迅速利用公认的危险度评分体系进行危险分层是选择治疗策略的关键。

- 对于高危尤其是极高危组患者应尽快进行介入评估，并根据冠脉造影结果选择合理的血运重建方案以挽救患者生命；
- 如果患者最初就诊的医院没有进行介入诊疗的条件，接诊医院应根据危险分层结果给予基本药物治疗，稳定病情后将高危组患者尽早转诊到有条件的医院以争取最佳治疗效果；

- 低危患者应用药物治疗可以取得非常满意的疗效,预后良好。

(洪 涛)

第四节 急性右心室梗死

急性右心室梗死(ARVI)为急性心肌梗死的一种特殊类型,从病理生理、临床表现、治疗到预后均不同于左心室心肌梗死。小面积RVI并不产生血流动力学异常,无需特殊治疗,而大面积RVI或右室心肌缺血常常导致右心衰竭,同时伴低血压甚至休克。此时的治疗与左心室梗死合并左心衰竭完全不同。因此,早期诊断非常重要,如能给予适当治疗,其预后相对良好。

ARVI的解剖学基础

右心室除主要由右冠状动脉(RCA)在近中段发出一到数支右室支供血外,还接受左前降支发出的1~2支右室支供血。因此,ARVI绝大多数见于RCA近、中段闭塞;前壁或前间壁梗死伴ARVI少见;由于右室与左室下壁、后壁同由RCA供血,故ARVI大多和左室下壁或下后壁心肌梗死伴发;单纯右室梗死罕见。由于大多数人窦房结动脉和房室结动脉起源于右冠状动脉,故RVI常常合并各种慢性心律失常。

ARVI 的病理生理

小面积 ARVI 并不产生血流动力学异常,而大面积 ARVI 或右室心肌缺血常常导致:

- 右室顺应性降低,收缩功能受损,导致左室充盈不良;同时,右室收缩末残余血量增加,右室压力增高,使体循环静脉血回流受阻导致体循环淤血。
- 右室梗死后扩张,使心包腔内压力升高,限制了左室充盈。
- 右室容量扩大挤压室间隔,使之向左侧移位,阻碍了左室充盈。

这些因素共同作用,导致体循环淤血和低血压、低心排血量状态,严重者可表现为心源性休克。

ARVI 的发生率

在下壁心肌梗死病人中约 43% 合并 RVI,单纯 RVI 少见,尸检发现单纯 RVI 发生率仅为 2.5%~4.6%。

临床表现

小面积 RVI 无特殊表现,较大面积 RVI 除 AMI 的一般表现外,尚有其特殊的临床表现。

- **体循环淤血征象**：主要表现为颈静脉怒张及 Kussmaul 征（深吸气时颈静脉充盈或怒张明显）。床旁颈静脉监测对及时发现 ARVI 并评估其严重程度具有重要意义。可有肝大，但不立即出现慢性右心衰竭的下肢水肿。
- **低血压、低心排血量状态**：由于左室前负荷下降，导致左室射血减少，出现血压降低甚至休克。表现为四肢冰凉、少尿，严重时意识模糊等症状。但此时并无呼吸困难及肺内啰音，X 线胸片示肺野清晰，提示右心衰竭原发于右心，并非继发于左心衰竭，心源性休克是右心室梗死所致。
- 体检除右心衰竭的体征外，可在胸骨左缘 3、4 肋间闻及右室 S_3、S_4，于吸气时增强。如右室明显扩张或梗死累及右室乳头肌，可闻及三尖瓣关闭不全的反流性杂音。
- 对硝酸甘油等扩血管药物异常敏感，小剂量即可使血压下降，这与血管扩张剂减少回心血量，使左室前负荷进一步降低有关。所以，对于下壁心梗患者中对硝酸甘油异常敏感者，要考虑到 RVI 的可能。
- 如左室梗死面积小，左心功能受损不重，则主要表现为右心功能不全；如果左室梗死面积大，左心功能受损严重，则有全心衰竭的表现，血流动力学监测对指导治疗非常重要。

辅助检查

X线胸片

临床出现右心衰竭和（或）休克的表现，而X线胸片示两肺野清晰，对RVI的诊断具有重要价值。

心电图

是诊断RVI最简单易行的检查，下壁和正后壁心梗患者中右胸导联 $V_{4R} \sim V_{6R}$ ST段抬高≥1mm是诊断RVI的较可靠指标，其敏感性和特异性均在90%左右。右室导联ST段抬高持续时间短暂，在胸痛发生12小时后约1/2的病人ST段改变消失，3天内全部ST段降至正常，随着ST段下降，可出现T波倒置。

其余ECG诊断标准包括：V_2导联ST段下降，aVF导联ST段抬高，且V_2导联ST段下降<aVF导联ST段抬高的50%；右室导联Q波形成；Ⅱ、Ⅲ导联ST段抬高≥1mm且$ST_Ⅱ/ST_Ⅲ$>1。这些ECG诊断标准的敏感性和特异性均较右胸导联ST段抬高差。

此外，RVI可伴右束支传导阻滞、完全性房室传导阻滞、心房颤动（房颤）、窦性心动过缓等。

超声心动图

二维超声心动图可发现右室扩大（内径>

25 mm），右室室壁节段性运动不良。还可发现室间隔凸向右室的弧度减小、消失甚至反向。多普勒超声检查有助于 RVI 合并症的发现，如三尖瓣关闭不全、室间隔缺损等。

放射性同位素

放射性核素心室造影可发现右室扩大、右室射血分数降低及室壁运动异常（不运动或反向运动）。^{99}锝焦磷酸盐闪烁成像可发现坏死心肌区呈"热区"。其诊断 RVI 的特异性较高，但敏感性很低，仅为 25%。而且，成像需在发病后 24~36 h 内进行。

血流动力学监测

ARVI 是否发生血流动力学异常和异常的程度如何与右室受损程度有关，轻者可无任何异常。血流动力学监测对有临床意义的右室梗死的诊断、严重程度的判断、评价伴随的左心功能状态及指导治疗均至关重要。对 RVI 进行血流动力学监测可发现：

- 右房压力升高，右房平均压（RAP）> 10 mmHg，RAP/肺动脉楔压（PCWP）>0.65。
- 右房右室压力波形改变：右房压力曲线 X 降支和 Y 降支明显而呈现"W"或"M"形。右室舒张期压力图形呈早期低垂、晚期平台状，即"平方根"样改变。这种图形主要是右室顺应性下降、充盈压升高所致。除 RVI 外，还可见于缩窄性心包炎、限制型心肌病、肺栓塞和肺源性心脏病等，应注意鉴别。

- ◆ CI 明显下降，$<2.2\,\text{L}/(\text{min}\cdot\text{m}^2)$，右室每搏做功指数 $<5(\text{g}\cdot\text{m})/\text{m}^2$。
- ◆ PCWP 正常或降低。如合并左室衰竭时 PCWP 增高 $\geqslant 18\,\text{mmHg}$。

RVI 的诊断

目前 RVI 尚无统一的诊断标准。当发生急性下壁、正后壁心梗时，如出现颈静脉怒张、Kussmaul 征、低血压而无左心衰竭的表现，临床上应于高度怀疑 RVI 的可能。结合 ECG 发现右胸导联 ST 段抬高 $>1\,\text{mm}$ 时可基本诊断。对于诊断不明确，特别是有低血压、低心排血量状态或同时怀疑左心功能不全者，应行血流动力学监测以协助诊断并指导临床治疗。$\text{RAP} > 10\,\text{mmHg}$，$\text{RAP}/\text{PCWP} > 0.65$ 是诊断 RVI 的可靠指标。

RVI 的鉴别诊断

需与急性肺栓塞、慢性肺源性心脏病、心包积液、缩窄性心包炎、限制型心肌病鉴别。结合病史和实验室其他检查，鉴别并不困难。伴有低心排血量、低血压的 RVI 需与下壁心梗时的血管迷走反射和低血容量所致的低血压，以及合并广泛左室梗死时的左心衰竭导致的休克相鉴别，虽然均表现为 CI＜2.2 L/(min·m²)，但前两者 RAP 降低，而后者 PCWP 明显增高，＞18 mmHg，这些改变皆与 RVI 不同。

ARMI 的治疗

ARVI 常与左室下壁或下后壁心梗并存，故适用于左室心梗的治疗措施均可用于治疗 RVI。再根据右心功能受损的程度及左室梗死面积所导致的左室功能受损程度进行治疗，兼顾左右心室功能。

- ARVI 范围不大且无右心衰竭的表现时，不需特殊治疗。
- 对于有右心衰竭和（或）低血压而无肺循环淤血者，应首先扩容：
  —常选用胶体液，如血浆或血浆代用品以增加右室充盈压，促进血液从右室进入肺循环，从而增加左室前负荷及射血量。扩容过程中应密切观察血压、周围灌注、心率、呼吸及双肺啰音的变化。
  —如患者对初始扩容治疗（补液 1000 ml 以上）无反应，应进行血流动力学监测以指导治疗。
  —扩容治疗直至 CI 增高，血压升高或 PCWP 高达 18 mmHg。如出现左心衰竭征象或 PCWP＞18 mmHg，应停止扩容。

——对于经扩容后已有足够的前负荷（PCWP 达 18 mmHg）而血压仍低者，应考虑应用多巴酚丁胺以增强心肌收缩力。

——应注意，当左室及右室射血依赖其前负荷时，应避免应用减轻前负荷的药物，如血管扩张剂，尤其要禁用利尿剂。

◆ 右心衰竭同时有左心衰竭时应行血流动力学监测，盲目补液会加重肺水肿。

——如 PCWP 已达 18 mmHg 或＞18 mmHg 时不宜首选扩容，此时的治疗应首选多巴酚丁胺或多巴胺。

——如无低血压，可同时用硝普钠，肺水肿严重时，利尿剂即不是禁忌，并可同时小心扩容，保持 PCWP 在 15～18 mmHg。

◆ 以左心衰竭为主要表现者的治疗同急性左心室梗死合并心力衰竭和心源性休克（详见有关章节）。

◆ 控制心率及心律。ARVI 常合并各种缓慢性心律失常，并可导致房室不同步，进一步加重血流动力学异常。部分患者应用阿托品后可恢复正常心律。对于药物治疗无效的患者应考虑植入临时起搏器。因 RVI 时右室泵功能受损，此时单纯右心室起搏可造成房室不同步而使血流动力学异常进一步恶化。因此，对于严重心动过缓而房室传导功能正常的患者，宜行心房起搏，对于二度Ⅱ型或三度房室传导阻滞患者，宜行房室顺序起搏以纠正房室不同步。对于房颤患者，如出现心力衰竭、低血压等血流动力学异常，应考虑即刻转复。

预后

度过急性期的 ARVI 病人长期预后良好。大多数病人的右室功能可在数周到数月内恢复，ARVI 死亡者常同时伴有大面积左心室梗死。

（丁文惠）

第五节　急性心肌梗死常见并发症的诊治

心律失常

急性 STEMI 发病早期常见各种心律失常，持续心肌缺血、泵衰竭或电解质紊乱、低氧血症或酸碱平衡失调等是发生心律失常的基础病变。改善缺血和心功能、应用 β 受体阻滞剂、纠正电解质紊乱等可预防或减少心律失常的发生。对于心律失常处理的紧急程度，取决于血流动力学状况。

室性心律失常

室性期前收缩

急性心肌梗死早期普遍存在室性期前收缩,多形性室性期前收缩或 R-on-T 现象并不罕见。室性期前收缩对心室颤动的预示意义并不明确。对于无症状性室性期前收缩,无需应用抗心律失常药物治疗。

室性逸搏心律

常见于急性心肌梗死早期。除非心率过于缓慢,一般无需特殊处理。

室性心动过速和心室颤动

室性心动过速、心室颤动的猝死率较高,需要迅速处理。

- ◆ 非持续性室性心动过速(持续时间<30 s)和非持续性加速性室性自主心律(频率<120 次/分):
  通常情况下不引发心室颤动并且患者耐受良好,不需要预防性使用抗心律失常药物。
- ◆ 持续性和(或)血流动力学不稳定的室性心动过速:
  发生率<3%,但可恶化为心室颤动。需要抗心律失常药物处理。
  —首选胺碘酮,150 mg 于 10 分钟内静脉推注,必要时可重复,然后以 1 mg/min 静脉滴注(静滴)6 小时,再以 0.5 mg/min 维持静脉滴注。

—也可选用利多卡因 50～100 mg 静脉注射，必要时每 15～20 分钟可重复给药，最大负荷剂量 150 mg，然后以 1～4 mg/min 持续静脉滴注，时间不超过 24 小时。
—必要时予电复律治疗。
—积极纠正低血钾和低血镁。
- STEMI 早期出现与 QT 间期延长有关的尖端扭转型室性心动过速时，静脉推注 1～2 g 镁剂（持续>5 min），尤其是发病前使用了利尿剂并伴有低血镁、低血钾的患者。
- 无心搏出量的室性心动过速和心室颤动
—依据心肺复苏指南进行处理。
—成功复苏后，静脉使用胺碘酮联合 β 受体阻滞剂治疗。

室上性心律失常

心房颤动常见

发生率为 10%～20%，多持续数分钟到数小时，常反复发作。老年、严重左心室功能损害和心力衰竭时更常见。

- 多数情况下心房颤动无明显症状且能自行转复，可观察，无需用药处理。
- 心房颤动时心室率加快会加重心力衰竭，应积极控制心室率：
—可应用 β 受体阻滞剂艾司洛尔，负荷量

500 μg/kg 静脉滴注，维持量 50～200 μg/(kg·min)。

—钙离子拮抗剂硫氮䓬酮，15～25 mg 静脉滴注，之后以 5～15 mg/h 持续静脉滴注。

—LVEF 降低者可静脉应用毛花苷 C，0.4 mg 静脉注射，必要时可重复，一日总量不超过 1.2 mg。

- 心房颤动引发缺血或血流动力学不稳定时需选择电复律。
- 应注意：禁止使用 IC 类抗心律失常药物。
- 由于心房颤动患者血栓栓塞的风险增高，应根据 CHADS$_2$VASc 评分体系进行危险分层并确定抗栓方案（详见心房颤动相关章节）。
- 对于行 PCI 的患者，由于合并心房颤动时可能需要长期口服华法林抗凝治疗，若植入药物洗脱支架（DES）同时进行长期双联抗血小板治疗将增加出血风险，因此，在非必须选择 DES 的情况下，建议应用裸支架。

其他类型室上性心动过速

如阵发性室上性心动过速等较少见，且通常自行终止。

- 如无禁忌证，可使用 β 受体阻滞剂。
- 血流动力学稳定的阵发性室上性心动过速患者可在心电监护下试用腺苷。

窦性心动过缓和房室传导阻滞

窦性心动过缓

常见于急性下壁心肌梗死发病 1 h 内（发生率 9%～25%）。

- 严重心动过缓出现低血压、头晕等时可应用阿托品 0.5 mg iv，必要时重复，总量不超过 2 mg。
- 阿托品治疗无效时可植入临时起搏器。

房室传导阻滞（AVB）

房室传导阻滞发生率约 7%，持续束支传导阻滞发生率高达 5.3%。下壁心肌梗死引发的 AVB 多见，通常心电图表现为窄 QRS 波逸搏心律，多自行恢复。前壁心肌梗死引发 AVB 时通常心电图表现为宽 QRS 波逸搏心律，病死率可达 80%。

- 一度房室传导阻滞：无需特殊处理。
- 二度Ⅰ型房室传导阻滞：一般不引起严重血流动力学改变，可应用阿托品 0.5 mg iv，必要时重复，总量不超过 2 mg。
- 二度Ⅱ型房室传导阻滞和三度房室传导阻滞：建议植入临时起搏器，特别是出现低血压及心力衰竭时。
- 新发右束支传导阻滞伴左前或左后分支阻滞和新发左束支传导阻滞伴一度房室传导阻滞：建议植入临时起搏器。

左心功能不全

虽然及时行血运重建治疗可以改善早期和晚期的心功能，但由于广泛心肌缺血、心律失常或机械性并发症、已形成的透壁性梗死、微血管堵塞、心室重构等，仍有部分患者会发生心力衰竭。左心功能不全是独立的预后不良的指标。

临床表现

- 可表现为不同程度的肺淤血、肺水肿。
- 典型症状包括程度不等的呼吸困难（严重时可出现端坐呼吸）、咳嗽、咳粉红色泡沫痰等。

体征

出现呼吸、心率增快，第三心音奔马律，肺底部或全肺野湿啰音及末梢灌注不良的表现。

辅助检查：

- 胸部X线片：肺淤血/肺水肿征象。
- 超声心动图：
  可见心室构型改变，节段性运动不良及LVEF下降，发生机械并发症时可相应检出心室壁瘤或室间隔穿孔或乳头肌断裂及二尖瓣反流等征象。
- BNP及NT-proBNP升高。

床旁血流动力学监测

- 目的:评价左心功能的变化、指导治疗及监测疗效。
- 适应证:
  —严重或进行性加重的心力衰竭或肺水肿。
  —心源性休克或进行性加重的低血压。
  —可疑的机械并发症(例如室间隔穿孔、乳头肌断裂)。
  —低血压而无肺淤血、扩容治疗无效的患者。
- 根据临床和血流动力学结果将心功能分型(表1-4-1)如下:

表 1-4-1 急性心肌梗死临床和血流动力学分型

分型	临床表现		血流动力学参数		泵功能	死亡率
	肺淤血	周围灌注不良	CI [L/(min·m²)]	PCWP (mmHg)		
Ⅰ	无	无	≥2.2	<18	正常	3%
Ⅱ	有	无	≥2.2	≥18	衰竭	9%
Ⅲ	无	有	<2.2	<18	正常	23%
Ⅳ	有	有	<2.2	≥18	衰竭	51%

Ⅲ型根据RAP(右房压)分为两个亚型:
Ⅲa型 RAP<5mmHg(低血容量);
Ⅲb型 RAP>10mmHg(右室梗死);
CI,心指数;PCWP,肺毛细血管楔压。

- 心功能 Killip 分级参见 ST 段抬高型心肌梗死一节。

心力衰竭的处理

一般处理措施
- 休息；吸氧、连续监测氧饱和度及定时检测血气（目标血氧饱和度>95%，COPD患者血氧饱和度>90%）。
- 控制容量；纠正心力衰竭的常见诱因等。
- 在心肌梗死发病24h内不主张使用洋地黄制剂。

轻度心力衰竭（killip Ⅱ级/血流动力学分型Ⅱ型）
- 利尿剂呋塞米20~40 mg缓慢静脉注射，必要时1~4 h可重复，合并肾衰竭或长期应用利尿剂者，可加大剂量。
- 在保证血压的情况下静脉应用硝酸酯（具体用法参见急性心力衰竭一节）。
- ACEI在24 h内即应开始应用，但需注意血压及肾功能，如因咳嗽不能耐受，则用ARB替代（ACEI/ARB用法参见心力衰竭章节）。

严重心力衰竭或急性肺水肿（killip Ⅲ级/血流动力学分型Ⅱ型）
- 应用袢利尿剂，同上。
- 静脉滴注硝酸酯类，并根据收缩压调整剂量。
- 静脉滴注硝普钠，从小剂量（10 ug/min）开始，并根据血压逐渐增加至合适剂量。

- 尽早使用机械辅助通气治疗，包括无创通气。

心源性休克

急性 STEMI 患者发生心源性休克（killip Ⅳ级/血流动力学分型Ⅳ型）的比例为 6%～10%，死亡率达 50%。通常由大面积心肌坏死、合并严重机械性并发症（如室间隔穿孔、乳头肌断裂致严重急性二尖瓣反流等）所致。

临床表现

- 脉搏细弱、四肢湿冷、尿量减少和（或）精神状态改变。
- 严重持续性低血压（收缩压＜90 mmHg 或平均动脉压较基础值下降≥30 mmHg）。
- 诊断需要排除其他原因所致低血压，如：
  —低血容量。
  —严重窦性心动过缓、严重房室传导阻滞、迷走神经张力过高、右心室梗死。
- 必要时行床旁血流动力学检查帮助鉴别（见上述急性心肌梗死临床和血流动力学分型）。

治疗

- PCWP＜18 mmHg 时应适当补充血容量，将 PCWP 维持在 15～18 mmHg。
- 应用正性肌力药物：

—静脉滴注多巴胺 5~15 μg/(kg·min)。

—可同时静脉滴注多巴酚丁胺［3~10 μg/(kg·min)］。

—大剂量多巴胺无效时，也可静脉滴注去甲肾上腺素 2~8 μg/min。

◆ IABP植入：能够降低左心室收缩期后负荷，减少心肌需氧量，升高舒张压，增加冠状动脉血流灌注，减轻心肌缺血，从而改善血流动力学。适用于STEMI合并低血压、低心排血量及对药物治疗无效的心源性休克患者。对大面积STEMI或高危患者应考虑预防性应用IABP。

◆ IABP无效的严重患者可使用经皮左心室辅助装置。

◆ 在正性肌力药物能够维持血压的情况下可以应用血管扩张剂硝酸酯类或硝普钠。

◆ 血运重建：
及时行冠脉造影选择PCI或CABG，不建议行溶栓治疗。

乳头肌功能不全及乳头肌/腱索断裂

通常发生于急性心肌梗死后 2~7 天，主要表现为急性二尖瓣反流。完全断裂较为罕见（<5%），一旦出现，预后极差，死亡率达 75%。

临床表现

- "突然"出现严重低血压、急性肺水肿的表现(呼吸急促、端坐呼吸、咳粉红色泡沫痰、双肺湿啰音或哮鸣音)。急剧的临床表现变化常常是重要的线索。
- 心尖部出现粗糙的收缩期杂音或原有杂音加重,但部分患者可能不出现此种表现(特别是心排血量过低时),因此不能以无杂音排除此诊断。

辅助检查

- X线胸片:两肺纹理增多,肺门蝴蝶影,Kerley-B线等肺淤血和肺水肿征象。
- 彩色多普勒超声心动图:可以确诊二尖瓣反流并评估反流量。
- 床边漂浮导管检查:可见 PCWP 压力曲线出现巨大 V 波。

治疗

- 内科治疗为手术的过渡治疗,包括:
  —静脉应用硝普钠、多巴酚丁胺/多巴胺。
  —植入 IABP。
- 外科手术为根本治疗措施:
  —乳头肌断裂致急性二尖瓣反流时,需要尽早手术治疗;
  —合并心源性休克和肺水肿时,应急诊手术治疗。

左室游离壁破裂

一般是急性心肌梗死少见但致命的并发症，占急性心肌梗死总死亡率的 10%，常发生在心肌梗死后 1~4 天或第二周。见于高龄、女性、透壁性前壁心肌梗死及溶栓后患者。

临床表现

- 完全破裂：多数为此种类型，表现为猝死（急性心脏压塞、电机械分离），抢救成功者罕见。
- 亚急性破裂：少数患者为此种类型，形成假性室壁瘤，可以表现为再发胸痛、低血压及心脏压塞征象（Beck 三联征，即心音遥远、低血压及颈静脉怒张）。

辅助检查

超声心动图：心包积液或心包出血征象（心包腔内血栓性致密影）。

治疗

存活者应立即行外科手术修补。

室间隔穿孔

是急性心肌梗死少见且致命的并发症，常发生于心肌梗死后 3~5 天，发生率为 1%~3%，占

AMI 总死亡率的 5%。常发生于透壁性前壁或前间壁心肌梗死患者，少数见于下壁心肌梗死患者。

- ◆ 危险因素：
  多支血管病变、缺乏侧支循环、高龄、高血压等。
- ◆ 临床表现
  —临床情况急剧恶化，可以出现低血压及肺淤血和肺水肿；左向右分流可以表现为新出现的右心衰竭，表现为颈静脉怒张、肝大、肝-颈静脉反流征阳性。
  —胸骨左缘第 4~5 肋间可闻及粗糙的收缩期杂音；伴或不伴有震颤。
- ◆ 辅助检查
  —多普勒超声心动图检查：
  可确诊室间隔缺损并定位和评估分流量。
  —床旁漂浮导管检查
  PCWP 升高；右心室、肺动脉水平血氧饱和度升高。
- ◆ 内科治疗：
  —IABP 辅助循环。
  —如无休克，可选用血管扩张剂硝普钠或硝酸酯静脉滴注。
- ◆ 外科治疗
  由于缺损口可能进一步增大，所有穿孔均需手术修补。

（史力斌）

第二章 高血压

第一节 高血压的诊断和治疗

定义

- 在未使用降压药物的情况下,非同日 3 次测量血压,收缩压≥140 mmHg 和(或)舒张压≥90 mmHg。
- 收缩压≥140 mmHg 和舒张压<90 mmHg 为单纯收缩期高血压。
- 患者既往有高血压病史,目前正在使用降压药物,血压虽然低于 140/90 mmHg,也可诊断为高血压。
- 高血压是一种以动脉压升高为特征,可伴有心脏、血管、脑和肾等器官功能性或器质性改变的心血管综合征,根据病因可分为原发性高血压和继发性高血压。

血压水平定义和分类

表 2-1-1　血压水平定义和分类

分类	收缩压（mmHg）		舒张压（mmHg）
正常血压	<120	和	<80
正常高值	120～139	和/或	80～89
高血压：	≥140	和/或	≥90
1级高血压（轻度）	140～159	和/或	90～99
2级高血压（中度）	160～179	和/或	100～109
3级高血压（重度）	≥180	和/或	≥110
单纯收缩期高血压	≥140	和	<90

当收缩压和舒张压分属于不同级别时，以较高的分级为准。

危险分层

根据心血管危险因素、靶器官损害及临床并发症（表 2-1-2）进行危险评估（表 2-1-3），有助于确定启动降压治疗的时机、采用优化的降压治疗方案、确定合适的血压控制目标、实施危险因素的综合管理。

表 2-1-2　影响高血压患者心血管预后的重要因素

心血管危险因素	靶器官损害	伴临床疾患
高血压（1～3级）	左心室肥厚	脑血管病：
男性>55岁；女性>65岁	心电图：	脑出血
吸烟	Sokolow-Lyons>38 mv 或 Cornell>	缺血性脑卒中
糖耐量受损（餐后2小时	2440 mm·ms	短暂性脑缺血发作
血糖 7.8～11.0 mmol/L）	超声心动图 LVMI：	心脏疾病：
和（或）空腹血	男性≥125 g/m²，女性≥120 g/m²	心肌梗死史
糖异常（6.1～6.9 mmol/L）	颈动脉超声 IMT>0.9 mm	心绞痛
	或动脉粥样硬化斑块	冠状动脉运血重建史
	颈-股动脉脉搏波速度>12 m/s	充血性心力衰竭
	踝/臂血压指数<0.9	肾脏疾病：
血脂异常		糖尿病肾病
TC≥5.7 mmol/L 或		肾功能受损
LDL-C>3.3 mmol/L 或		血肌酐：
HDL-C<1.0 mmol/L		

续表 2-1-2

心血管危险因素	靶器官损害	伴临床疾患
早发心血管病家族史（一级亲属发病年龄<50岁）	估算的肾小球滤过率降低 [eGFR<60 ml/(min·1.73 m²)] 或血清肌酐轻度升高： 男性 115～133 μmol/L（1.3～1.5 mg/dl） 女性 107～124 μmol/L（1.2～1.4 mg/dl） 微量白蛋白尿： 30～300 mg/24 h 或白蛋白/肌酐比： ≥30 mg/g（3.5 g/mol）	男性>133 μmol/L（1.5 mg/dl） 女性>124 μmol/L（1.4 mg/dl） 蛋白尿（>300 mg/24 h） 外周血管疾病 视网膜病变： 出血或渗出 视乳头水肿 糖尿病 空腹血糖：≥7.0 mmol/L（126 mg/dl） 餐后血糖：≥11.1 mmol/L（200 mg/dl） 糖化血红蛋白：（HbA1c）≥6.5%
腹型肥胖（腰围：男性≥90 cm；女性≥85 cm）或肥胖（BMI≥28 kg/m²）		
高同型半胱氨酸>10 μmol/L		

TC，总胆固醇；LDL-C，低密度脂蛋白胆固醇；HDL-C，高密度脂蛋白胆固醇；LVMI，左心室质量指数；IMT，颈动脉内膜中层厚度；BMI，体质指数。

表 2-1-3 高血压患者心血管风险水平分层

其他危险因素和病史	血压 (mmHg)		
	1 级高血压 收缩压 140~159 mmHg 或舒张压 90~99 mmHg	2 级高血压 收缩压 160~179 mmHg 或舒张压 100~109 mmHg	3 级高血压 收缩压≥180 mmHg 或舒张压≥110 mmHg
无	低危	中危	高危
1~2 个其他危险因素	中危	中危	极高危
≥3 个其他危险因素，或靶器官损害	高危	高危	极高危
临床并发症或合并糖尿病	极高危	极高危	极高危

降压目标

主要治疗目标是最大程度降低发生心血管并发症和死亡的总体风险。需要治疗所有可逆性心血管危险因素、亚临床靶器官损害以及各种合并的临床疾病。

降压目标：
- 一般高血压患者，应将血压（收缩压/舒张压）降至 140/90 mmHg 以下；
- 65 岁及以上老年人的收缩压应控制在 150 mmHg 以下，如能耐受还可进一步降低；
- 伴有肾脏疾病、糖尿病或病情稳定的冠心病或脑血管病的高血压患者，治疗更宜个体化，一般可以将血压降至 130/80 mmHg 以下；
- 伴有严重肾脏疾病或糖尿病，或处于急性期的冠心病或脑血管病患者，参见"特殊人群的降压目标"。

高血压的治疗策略

应全面评估患者的总体危险，并在危险分层的基础上作出治疗决策。
- 极高危患者：立即开始对高血压及合并的危险因素和临床情况进行综合治疗；
- 高危患者：立即开始对高血压及合并的危

险因素和临床情况进行药物治疗；
- ◆ 中危患者：先对患者的血压及其他危险因素进行为期数周的观察，评估靶器官损害情况，若收缩压仍≥140 mmHg 和（或）舒张压≥90 mmHg，应开始药物治疗，若血压未达高血压诊断标准，则继续监测；
- ◆ 低危患者：需进行较长时间的观察，反复测量血压，尽可能进行 24 小时动态血压监测，评估靶器官损害情况，若收缩压仍≥140 mmHg 和（或）舒张压≥90 mmHg，应开始药物治疗，若血压未达高血压诊断标准则继续监测。

降压药物的选择和应用方法

降压治疗药物的应用应遵循以下 4 项原则，即小剂量开始，优先选择长效制剂，联合应用及个体化。

- ◆ 小剂量：初始治疗时通常应采用较小的有效治疗剂量，并根据需要逐步增加剂量。降压药物需要长期或终身应用，药物的安全性和患者耐受性的重要性不亚于甚至更胜于药物的疗效。
- ◆ 尽量应用长效制剂：尽可能使用一天一次给药且有持续 24 小时降压作用的长效药物，以有效控制夜间血压和晨峰血压，更有效地预防心脑血管并发症的发生。如使用中、短效制剂,则需每天2~3次用药,以达到平稳控制血压的目的。
- ◆ 联合用药:增加降压效果的同时不增加不良反应,在低剂量单药治疗疗效不满意时,可以采用两种或多种降压药物联合治疗。事实上,对于2级以上的高血压患者,为达到目标血压常需联合用药。对血压≥160/100 mmHg或中危及以上患者,起始即可采用两种药小剂量联合治疗,或用小剂量固定复方制剂。
- ◆ 个体化:根据患者具体情况和耐受性及个人意愿或长期承受能力,选择适合患者的降压药物(表2-1-4和2-1-5)。

表2-1-4 常用降压药物种类的临床选择

分类	适应证	禁忌证	
		绝对禁忌证	相对禁忌证
钙离子拮抗剂(二氢吡啶类)	老年高血压 周围血管病 单纯收缩期高血压 稳定型心绞痛 颈动脉粥样硬化 冠状动脉粥样硬化 心绞痛	无	快速型心律失常,心力衰竭
钙离子拮抗剂(非二氢吡啶类)	颈动脉粥样硬化 室上性心动过速	二~三度房室传导阻滞	心力衰竭

续表 2-1-4

分类	适应证	禁忌证	
		绝对禁忌证	相对禁忌证
血管紧张素转化酶抑制剂（ACEI）	心力衰竭 心肌梗死后 左室肥厚 左室功能不全 颈动脉粥样硬化 非糖尿病肾病 糖尿病肾病 蛋白尿/微量白蛋白尿 代谢综合征	妊娠 高血钾 双侧肾动脉狭窄	
血管紧张素Ⅱ受体拮抗剂（ARB）	糖尿病肾病 蛋白尿/微量白蛋白尿 心力衰竭 左室肥厚 预防心房颤动 ACEI引发咳嗽 代谢综合征	妊娠 高血钾 双侧肾动脉狭窄	
噻嗪类利尿剂	心力衰竭 老年高血压 高龄老年高血压 单纯收缩期高血压	痛风	妊娠
袢利尿剂	肾功能不全 心力衰竭		
利尿剂（醛固酮拮抗剂）	心力衰竭 心肌梗死后	肾衰竭 高血钾	

续表 2-1-4

分类	适应证	绝对禁忌证	相对禁忌证
β受体阻滞剂	心绞痛 心肌梗死后 快速型心律失常 稳定型充血性心力衰竭	二~三度房室传导阻滞 哮喘	慢性阻塞性肺疾病 周围血管病 糖耐量减低 运动员
α受体阻滞剂	前列腺增生 高血脂	体位性低血压	心力衰竭

表 2-1-5 常用的各种降压药

口服降压药物	每日剂量 (mg)	分服次数 (次/日)	主要不良反应
钙离子拮抗剂			踝部水肿, 头痛,潮红
二氢吡啶类:			
氨氯地平	2.5~10	1	
硝苯地平	10~30	2~3	
缓释片	10~20	2	
控释片	30~60	1	
左旋氨氯地平	1.25~5	1	
非洛地平缓释片	2.5~10	1	
拉西地平	4~8	1	
尼卡地平	40~80	2	
尼群地平	20~60	2~3	
贝尼地平	4~8	1	
乐卡地平	10~20	1	

续表 2-1-5

口服降压药物	每日剂量(mg)	分服次数(次/日)	主要不良反应
非二氢吡啶类：			房室传导阻滞，心功能抑制
维拉帕米	40~120	2~3	
维拉帕米缓释片	120~240	1	
地尔硫䓬缓释片	90~360	1~2	
利尿药			
噻嗪类利尿药：			血钾降低，血钠降低，血尿酸升高
氢氯噻嗪	6.25~25	1	
氯噻酮	12.5~25	1	
吲哒帕胺	0.625~2.5	1	
吲哒帕胺缓释片	1.5	1	
袢利尿药：			血钾降低
呋塞米	20~80	2	
保钾利尿药：			血钾升高
阿米洛利	5~10	1~2	
氨苯蝶啶	25~100	1~2	
醛固酮拮抗剂：			
螺内酯	20~40	1~3	血钾升高，男性乳房发育
伊普利酮	50~200	1	血钾升高，男性乳房发育
β受体阻滞剂			支气管痉挛，心功能抑制
比索洛尔	2.5~10	1	

续表 2-1-5

口服降压药物	每日剂量（mg）	分服次数（次/日）	主要不良反应
美托洛尔平片	50～100	2	
美托洛尔缓释片	47.5～190	1	
阿替洛尔	12.5～50	1～2	
普萘洛尔	30～90	2～3	
倍他洛尔	5～20	1	
α及β受体阻滞剂			体位性低血压，支气管痉挛
拉贝洛尔	200～600	2	
卡维地洛	12.5～50	2	
阿罗洛尔	10～20	1～2	
血管紧张素转化酶抑制剂			咳嗽，血钾升高，血管性水肿
卡托普利	25～300	2～3	
依那普利	2.5～40	2	
贝那普利	5～40	1～2	
赖诺普利	2.5～40	1	
雷米普利	1.25～20	1	
福辛普利	10～40	1	
西拉普利	1.25～5	1	
培哚普利	4～8	1	
咪哒普利	2.5～10	1	
血管紧张素Ⅱ受体拮抗剂			血钾升高，血管性水肿（罕见）
氯沙坦	25～100	1	
缬沙坦	80～160	1	

续表 2-1-5

口服降压药物	每日剂量 (mg)	分服次数(次/日)	主要不良反应
厄贝沙坦	150~300	1	
替米沙坦	20~80	1	
坎地沙坦	4~32	1	
奥美沙坦	20~40	1	
α受体阻滞剂			体位性低血压
多沙唑嗪	1~16	1	
哌唑嗪	1~10	2~3	
特拉唑嗪	1~20	1~2	
中枢作用药物			
利血平	0.05~0.25	1	鼻充血，抑郁，心率过缓，消化性溃疡
可乐定	0.1~0.8	2~3	低血压，口干，嗜睡
可乐定贴片	0.25	1次/周	皮肤过敏
甲基多巴	250~1000	2~3	肝功能损害，免疫功能失调
直接血管扩张药			
米诺地尔*	5~100	1	多毛症
肼屈嗪	25~100	2	系统性红斑狼疮样反应
肾素抑制剂			血钾升高，血管性水肿（罕见）
阿利吉仑**	150~300	1	

* 欧美国家上市，中国未上市；

** 中国已批准注册。

降压药物的联合应用

对于2级高血压和（或）伴有多种危险因素、靶器官损害或临床疾病的高危人群，初始治疗即需要应用两种小剂量降压药物，如仍不能达到目标水平，可在原用药基础上加量或可能需要3种甚至3种以上降压药物。具体联合应用策略见表2-1-6。

表2-1-6 联合治疗方案推荐参考

优先推荐	一般推荐	不常规推荐
D-CCB+ARB	利尿剂+β受体阻滞剂	ACEI+β受体阻滞剂
D-CCB+ACEI	α受体阻滞剂+β受体阻滞剂	ARB+β受体阻滞剂
ARB+噻嗪类利尿剂	D-CCB+保钾利尿剂	ACEI+ARB
ACEI+噻嗪类利尿剂	噻嗪类利尿剂+保钾利尿剂	中枢作用药+β受体阻滞剂
D-CCB+噻嗪类利尿剂		
D-CCB+β受体阻滞剂		

D-CCB，二氢吡啶类钙离子拮抗剂；ACEI，血管紧张素转化酶抑制剂；ARB，血管紧张素Ⅱ受体拮抗剂。

- ◆ 三药联用的方案：在上述各种两药联用方案中加上另一种降压药物便构成三药联用方案，其中二氢吡啶类钙离子拮抗剂+ACEI（或ARB）+噻嗪类利尿剂组成的联合方案最常用。

- 四药联用的方案:主要适用于难治性高血压患者,可以在上述三药联用基础上加用第四种药物,如 β 受体阻滞剂、螺内酯、可乐定或 α 受体阻滞剂等。

特殊人群的降压目标和药物选择

老年高血压

定义
- 年龄在 65 岁及以上、非同日坐位血压持续或 3 次以上收缩压(SBP)≥140 mmHg 和(或)舒张压(DBP)≥90 mmHg,可定义为老年高血压。
- 若 SBP≥140 mmHg,舒张压<90 mmHg,则定义为老年单纯收缩期高血压(ISH)。

降压目标
- 老年高血压患者的血压应降至 150/90 mmHg 以下,如能耐受可降至 140/90 mmHg 以下。
- 80 岁以上高龄老年人的降压目标值为<150/90 mmHg。
- 注意事项:老年患者的降压治疗应强调收缩压达标,同时应避免过度降低血压。
- 药物选择:
  —常用的 5 类降压药物均可以选用。

—对于合并前列腺增生或使用其他降压药而血压控制不理想的患者,亦可以应用α受体阻滞剂。

—尽量选择长效、平稳、副作用较小的药物。

—小剂量开始,根据血压水平和合并症谨慎调整剂量。

高血压合并脑卒中

高血压伴脑卒中患者根据卒中的分类不同以及病程的急缓差异,降压目标也不相同。

病情相对稳定的脑卒中

- 血压目标一般应<140/90 mmHg。
- 常用的5种降压药物,利尿剂、钙离子拮抗剂、ACEI、ARB及β受体阻滞剂均能通过降压而发挥预防脑卒中或TIA的作用。
- 可选择单药或联合用药。

急性缺血性卒中

- 溶栓前血压应控制在<185/110 mmHg。
- 急性缺血性卒中发病24小时内血压升高的患者应谨慎处理,一般不予降压。除非收缩压≥180 mmHg或舒张压≥100 mmHg,或伴有严重心功能不全、主动脉夹层、高血压脑病。降压的合理目标是24小时内血压降低约15%。

急性脑出血

- 如果收缩压>200 mmHg或平均动脉压>150 mmHg,应持续静脉滴注降压药物积极降低血压,血压的监测频率为每 5 分钟一次。

- 对于收缩压＞180 mmHg 或平均动脉压＞130 mmHg,并有疑似颅内压升高者,应监测颅内压,用间断或持续性静脉给药降低血压。
- 如没有颅内压升高的证据,则考虑用间断或持续性静脉给药轻度降低血压(平均动脉压达 110 mmHg 或目标血压达 160/90 mmHg),密切观察病情变化。

高血压合并冠心病

降压目标

目标血压水平一般可为＜130/80 mmHg,但治疗更宜个体化。如患者有闭塞性冠心病、糖尿病或年龄大于 60 岁,舒张压应维持在 60 mmHg 以上。

药物选择

- 如无禁忌证,首选 β 受体阻滞剂;
- 如有禁忌证,亦可选择钙离子拮抗剂。同时,ACEI 或 ARB 类药物也适用于高血压伴冠心病患者;
- 除此之外,利尿剂同样可以选择。

高血压合并心力衰竭

降压目标

目标血压水平一般可为＜130/80 mmHg。

药物选择

伴临床心力衰竭或 LVEF 降低的患者,首选

ACEI 或 ARB、β 受体阻滞剂以及醛固酮拮抗剂，但应尽量使患者处于"干体重"状态，以达到最优治疗效果。

高血压合并糖尿病

降压目标

- 一般糖尿病患者的降压目标是<130/80 mmHg；
- 老年或伴严重冠心病的糖尿病患者血压目标是<140/90 mmHg。

药物选择

- 首先考虑使用 ACEI 或 ARB，亦可应用利尿剂、β 受体阻滞剂或二氢吡啶类钙离子拮抗剂。
- 利尿剂和 β 受体阻滞剂宜小剂量使用。

高血压合并慢性肾病

降压目标

- 目标血压应控制在 130/80 mmHg 以下。
- 对于肾脏透析患者，降压目标为<140/90 mmHg。

药物选择

- 首选 ACEI 或 ARB 类药物，但需要监测肾功能及电解质水平。
- 如不能达标，可加用长效钙离子拮抗剂和利尿剂。
- 若肾功能显著受损，非透析患者如血肌酐水平＞3 mg/dl，或肾小球滤过率低于 30 ml/min 或有大量蛋白尿，宜选用二氢吡啶类钙离子拮抗剂；噻嗪类利尿药可替换成袢利尿药（如呋塞米）。

（郑 博 齐丽彤）

第二节 高血压急症的诊断和降压原则

高血压急症的定义

是指原发性或继发性高血压患者，在某些诱因作用下，血压突然和明显升高（一般超过 180/120 mmHg），同时伴有进行性心、脑、肾等重要靶器官功能不全的表现，包括：高血压脑病、颅内出血、脑梗死、急性心力衰竭、肺水肿、急性冠状动脉综合征、主动脉夹层、子痫等。但血压水平的高低与急性靶器官损害的程度并非呈正比。并发急性肺水肿、主动脉夹层、心肌梗死者，即使血压仅中度升高，也应视为高血压急症。

高血压急症的降压原则

- 需立即进行降压治疗以阻止靶器官进一步损害。在严密监测血压、尿量和生命体征的情况下，应视临床情况的不同使用短效静脉用降压药物。渐进地将血压调控至不太高的水平，最大限度地防止或减轻心、脑、肾等靶器官损害。

◆ 降压过程中要严密观察靶器官功能状况，如神经系统症状和体征的变化、胸痛是否加重等。

◆ 一般情况下，初始阶段（数分钟到1小时内）血压控制的目标为平均动脉压的降低幅度不超过治疗前水平的25%。在随后的2～6h内将血压降至较安全水平，一般为160/100 mmHg左右，如果可耐受这样的血压水平，临床情况稳定，在以后24～48h逐步降低血压至正常水平。

◆ 降压时需充分考虑到患者的年龄、病程、血压升高的程度、靶器官损害和合并的临床状况，因人而异地制订具体的方案，如：急性冠状动脉综合征或以前没有高血压病史的高血压脑病（如急性肾小球肾炎、子痫所致等），可适当降低初始目标血压水平。对于主动脉夹层，在患者可以耐受的情况下，降压的目标应该为收缩压降至100～110 mmHg。

◆ 高血压急症常用药物选择和使用方法见表2-2-1。

表 2-2-1 高血压急症的常用药

药物名称	剂量	起效时间(min)	持续时间	不良反应
硝普钠	0.25～10 μg/(kg·min) 持续静脉滴注	立即	1～2 min	恶心、呕吐、肌肉颤动、出汗
硝酸甘油	5～100 μg/min 持续静脉滴注	2～5	5～10 min	头痛、呕吐
酚妥拉明	2.5～5 mg 静脉注射 0.5～1 mg/min 持续静脉滴注	1～2	10～30 min	心动过速、头痛、潮红
尼卡地平	0.5～10 μg/(kg·min) 持续静脉滴注	5～10	1～4 h	心动过速、头痛、潮红
艾司洛尔	250～500 μg/kg 静脉注射,此后 50～300 μg/(kg·min) 持续静脉滴注	1～2	10～20 min	低血压、恶心
乌拉地尔	10～50 mg 静脉注射,此后 6～24 mg/h 持续静脉滴注	5	2～8 h	头晕、恶心、疲倦
地尔硫䓬	10 mg 静脉注射,5～15 μg/(kg·min) 持续静脉滴注	5	30 min	低血压、心动过缓
拉贝洛尔	20～100 mg 静脉注射,0.5～2 mg/min 持续静脉滴注,24 h 不超过 300 mg	5～10	3～6 h	恶心、呕吐、眩晕、支气管痉挛、体位性低血压

第三节 高血压亚急症的诊断和降压原则

定义

是指血压明显升高导致头痛、胸闷、鼻出血和烦躁不安等,但不伴靶器官损害。

降压原则

可在 24~48 h 将血压缓慢降至 160/100 mmHg。可通过口服降压药控制。

- ◆ 初始治疗可以在门诊或急诊室进行,用药后观察 5~6 h。2~3 d 后门诊调整剂量,此后可应用长效制剂控制至最终的靶目标血压。
- ◆ 对于到急诊室就诊的高血压亚急症患者,在初步控制血压后,应建议患者定期到高血压门诊调整治疗方案,使血压达标,以防止高血压亚急症的反复发生。
- ◆ 具有高危因素的高血压亚急症,如伴有心血管疾病的患者可以住院治疗。

(具体用药同高血压急症和高血压的诊断和治疗章节)

第四节 顽固性（难治性）高血压的诊治

定义

在改善生活方式的基础上，应用了足量且合理联合的 3 种降压药物（包括利尿剂）后，血压仍在目标水平之上，或至少需要 4 种药物才能使血压达标时，称为难治性高血压（或顽固性高血压），占高血压患者的 15%～20%。

筛查

- 判断是否为假性难治性高血压，常见以下因素导致假性难治性高血压：
  —测压方法不当（如测量时姿势不正确、上臂较粗者未使用较大的袖带）；
  —单纯性诊室（白大衣）高血压；
  —患者依从性差（未坚持服药）；
  —降压药物使用不当（剂量偏低、联合用药不够合理）；
  —应用拮抗降压的药物（如口服避孕药、肾上腺类固醇类、非甾体类消炎药、咖啡、甘草、麻黄等）；
  —未改变不良生活方式或改变失败（体重

增加或肥胖、吸烟、重度饮酒）；

—容量负荷过重（利尿剂治疗不充分、高盐摄入、进展性肾功能不全）；

—伴慢性疼痛和长期焦虑等。

患者可能存在1种以上可纠正或难以纠正的原因。

◆ 排除上述因素后，应启动继发性高血压的筛查（具体内容见后述）。

处理原则

◆ 多与患者沟通，提高长期用药的依从性，并严格限制钠盐摄入。
◆ 选用适当的联合方案：
  —先采用3种药联用的方案，例如，ACEI或ARB＋钙离子拮抗剂＋噻嗪类利尿剂，或由扩血管药、减慢心率药和利尿剂组成的3药联合方案。
  —如果仍不理想，可再加用一种降压药，如螺内酯、β受体阻滞剂、α受体阻滞剂或交感神经抑制剂（可乐定）。
◆ 调整联合用药方案：在上述努力失败后，可在严密观察下停用现有降压药，重启另一种治疗方案。

第五节 妊娠高血压的诊治

定义

妊娠高血压分为：妊娠期高血压，先兆子痫/子痫/HELLP综合征，慢性高血压三种类型。

- 妊娠期高血压是指妊娠前血压正常，妊娠≥20周后出现高血压（≥140 mmHg和/或≥90 mmHg），并且在产后12周恢复至正常，不伴蛋白尿。
- 先兆子痫是指妊娠≥20周后出现高血压，伴蛋白尿（≥300 mg/24 h）。

—重度先兆子痫定义为血压≥160/110 mmHg，大量蛋白尿，并伴有以下一种并发症：神经系统受累（头痛、视力模糊、阵挛性惊厥），肺水肿，肾损害，肝酶异常，血液系统异常（溶血、血小板计数下降），胎儿发育受限，胎盘早期剥离。

—HELLP综合征是一种严重的先兆子痫，表现为溶血、肝酶增高、血小板减少、肝细胞损伤。

- 慢性高血压是指妊娠前或妊娠20周前即出现高血压。

流行病学

妊娠高血压的患病率为 5%～10%，其中 70% 是与妊娠有关的高血压，其余 30% 在妊娠前即存在高血压。先兆子痫患病率为 3%～7%，妊娠前存在高血压的孕妇先兆子痫患病率为 25%。

降压治疗的原则

- 治疗目的是保证母子安全和妊娠顺利进行，降压用药不宜过于积极。
- 限盐、富钾饮食、适当活动、放松情绪是药物治疗的基础。
- 给药时间的长短及药物的选择取决于血压升高的程度，以及对血压升高引起的危害的评估。同时应充分告知患者，妊娠早期用药影响胎儿重要脏器发育的不确定性。
- 降压目标
  在接受非药物治疗措施以后，血压≥150/100 mmHg 时应开始药物治疗，治疗目标是将血压控制在 130～140/80～90 mmHg。

轻度妊娠高血压

是指血压在 140/90～149/99 mmHg，对于轻度妊娠高血压患者，药物治疗并不能给胎儿带来

中度妊娠高血压

是指血压在 150/100～159/109 mmHg，对于中度妊娠高血压患者，口服拉贝洛尔为一线治疗药物，应维持收缩压＜150 mmHg，舒张压在 80～100 mmHg。

重度妊娠高血压

是指血压≥160/100 mmHg，对于重度妊娠高血压患者，应住院静脉应用拉贝洛尔，或口服美托洛尔或硝苯地平。应将收缩压控制在＜150 mmHg，舒张压在 80～100 mmHg，拉贝洛尔仍为一线口服用药。

慢性高血压（妊娠前即有高血压）

在妊娠的最初 20 周，由于全身血管张力降低，血压可以恢复正常。在继续非药物治疗下，可以停用降压药物。但对于存在靶器官损害或同时使用多种降压药物的患者,应根据妊娠期间血压水平调整药物剂量,原则上采用尽可能少的药物种类和剂量。

血压轻度升高的先兆子痫

由此导致的子痫的发生率仅 0.5%,不建议常规应用硫酸镁,但需要密切观察血压和尿蛋白变化以及胎儿状况。

重度先兆子痫

- ◆ 建议静脉应用硫酸镁,密切观察血压、腱反射和不良反应。合并肺水肿时,可静脉应用硝酸甘油。
- ◆ 先兆子痫患者如出现视物模糊、凝血异常或胎儿窘迫,应终止妊娠。

降压药物的选择

常用的静脉降压药物(表 2-5-1)有拉贝洛尔和硫酸镁;口服药物包括 β 受体阻滞剂、阿米洛利、肼屈嗪或钙离子拮抗剂等。妊娠期间禁用 ACEI 或 ARB。

表 2-5-1 妊娠高血压的常用治疗药物

药物名称	降压机制	常用剂量	安全级别	注意事项
甲基多巴	降低脑干交感神经张力	200～500 mg，2～4次/天	B	抑郁、过度镇静、体位性低血压
拉贝洛尔	α、β受体阻滞剂	50～200 mg，1次/12小时，最大剂量600 mg/d	C	胎儿心动过缓；孕妇皮肤瘙痒
美托洛尔	$β_1$受体阻滞剂	25～100 mg，1次/12小时	C	胎儿心动过缓；胎盘阻力增加
氢氯噻嗪[a]	利尿、利钠	6.25～12.5 mg/d	B	大剂量影响胎盘血流
硝苯地平	抑制动脉平滑肌细胞钙内流	5～20 mg，1次/8小时或缓释制剂10～20 mg，1次/12小时	C	低血压
硫酸镁[b]	神经肌肉阻滞剂，具有抑制钙离子内流的作用	将5 g稀释至20 ml后静脉缓慢推注，维持1～2 g/h，或5 g稀释至20 ml后深部肌内注射，每4小时重复；总量25～30 g/d	A	低血压、肌无力

注：a，对于胎盘循环已经降低的患者（先兆子痫或胎儿发育迟缓），应避免应用利尿剂；b，尿量<600 ml/24 h，呼吸<16次/分钟、腱反射消失，需及时停药。

安全分级：

A，在有对照组的早期妊娠妇女中未显示对胎儿有危险，可能对胎儿的伤害极小；

B，在动物生殖试验中并未显示对胎儿有危险，或在动物生殖试验中显示有不良反应，但在早孕妇女的对照组中并不能肯定其不良反应；

C，在动物研究中证实对胎儿有不良反应，但在孕妇中无对照组或在孕妇和动物研究中无可以利用的资料，仅在权衡对胎儿的利大于弊后给予药物。

第六节　常见继发性高血压的诊治

继发性高血压是指病因明确的高血压，当查出病因并有效去除或控制病因后，高血压可被治愈或明显缓解。继发性高血压在高血压人群中占5%～10%，发生心血管病、脑卒中、肾功能不全的风险更高。及时明确病因并积极针对病因进行治疗将会大大降低因高血压及其并发症造成的高致死率及致残率。

一、嗜铬细胞瘤

概述

嗜铬细胞瘤间断或持续性释放儿茶酚胺作用于肾上腺素能受体，引起持续性或阵发性高血压。如能早期、正确诊断并行手术切除肿瘤，将是临床可治愈的一种继发性高血压。

临床表现

- 高血压特点：为阵发性或持续性伴阵发性加重；压迫腹部、活动、情绪变化或排便可诱发高血压发作；一般降压药治疗常无效。
- 高血压发作时伴头痛、心悸、多汗三联征表现。
- 高血压患者同时有体位性低血压。
- 高血压患者伴糖、脂代谢异常和腹部肿物。
- 肿瘤释放大量儿茶酚胺入血临床可表现为高血压急症、低血压休克及严重心律失常等，称为嗜铬细胞瘤危象。
- 高血压伴有心血管、消化、泌尿、呼吸、神经等系统的相关体征，但不能用该系统疾病解释的高血压患者应进行嗜铬细胞瘤的临床评估及确诊检查。

诊断

定位诊断

- CT、MRI可以发现肾上腺或腹主动脉旁交感神经节肿瘤，但对诊断肾上腺外嗜铬细胞瘤的敏感性较低。

- 间碘苄胍（metaiodobenzy-lguanidine, MIBG）扫描弥补了 CT、MRI 的缺点，尤其是对肾上腺外、复发或转移肿瘤的定位具有一定的优势。

功能诊断

主要依赖于检测体液中的儿茶酚胺含量，其中包括肾上腺素、去甲肾上腺素和多巴胺及其代谢产物。

治疗

- 手术切除是最有效的治疗方法。但手术有一定的风险，术前需做好充分的准备；
- ^{131}I-MIBG 治疗是手术切除肿瘤以外最有价值的治疗方法，主要用于恶性及手术不能切除的嗜铬细胞瘤；
- 控制嗜铬细胞瘤导致的血压升高、心动过速、心律失常和改善临床症状，首选 α 受体阻滞剂，必要时选用 β 受体阻滞剂。

二、原发性醛固酮增多症

概述

原发性醛固酮增多症是由于肾上腺自主分泌

过多醛固酮,导致水钠潴留、高血压、低血钾和血浆肾素活性受抑制的临床综合征。

需进行原发性醛固酮增多症筛查的高危人群

- 高血压分级为 2 级（>160~179/100~109 mmHg）、3 级（>180/110 mmHg）或顽固性高血压患者;
- 高血压合并自发性或服用利尿剂后低钾血症;
- 高血压合并肾上腺意外瘤（指没有明显肾上腺疾病的临床表现,在体格检查或检查非肾上腺疾病时由腹部影像检查意外发现的肾上腺占位性病变）;
- 高血压患者具有早发性高血压家族史或年轻时即发生脑血管事件（<40 岁）;
- 原发性醛固酮增多症患者的 1 级亲属。

筛查试验

- 测定血浆醛固酮和肾素活性并计算比值（aldosterone to reninratio,ARR）: ARR≥50 可确诊,>25 为可疑。

确诊试验

口服盐负荷试验

- 增加钠盐摄入至 200 mmol/d（～6 g）持续 3 天，监测 24 小时尿钠，同时口服氯化钾缓释片，保持血钾正常，收集第 3～第 4 天 24 小时尿，测定尿醛固酮。
- 正常人 24 小时尿醛固酮 $<10\,\mu g/24\,h$，原发性醛固酮增多症患者 24 小时尿醛固酮 $>14\,\mu g/24\,h$。

盐水输注试验

- 试验开始前卧位至少 1 小时，4 小时内静脉输注 0.9% 生理盐水 2000 ml，于 8:00am～9:30am 开始试验，试验过程中，患者保持卧位，基线及 4 小时后取血测定肾素、醛固酮、皮质醇及血钾，试验期间监测心率、血压。
- 正常人输注盐水后醛固酮 $<5\,\mu g/dl$，原发性醛固酮增多症患者输注盐水后醛固酮 $>10\,\mu g/dl$。

卡托普利试验

- 患者在坐位或站立至少 1 小时后服用 25～50 mg 卡托普利，在服用前和服药后 1～2 小时，坐位测定肾素、醛固酮和皮质醇。

- 原发性醛固酮增多症患者醛固酮抑制率<30%。

注意：试验前应停用对检测有影响的药物；低血钾、心功能不全和严重高血压患者禁做高钠负荷试验。

- 如上述 1~2 个试验证实醛固酮不被抑制则可确诊。

CT 检查

用肾上腺 CT 薄层（2~3 mm）扫描对原发性醛固酮增多症亚型进行分类及定位，鉴别腺瘤与增生，除外肾上腺皮质癌。

MRI

MRI 对原发性醛固酮增多症亚型的诊断并不比 CT 有优势，分辨率较差，不推荐使用。

- 确诊后如选择手术治疗，需进一步行选择性肾上腺静脉取血测定醛固酮水平，以鉴别是单侧肾上腺腺瘤还是双侧肾上腺增生病变，但此方法为侵入性检查，费用较高，故应强调适应证并由有经验和条件的医院进行。
- 如确诊原发性醛固酮增多症患者<20 岁，且有原发性醛固酮增多症或青年脑卒中的家族史，则应做基因检测以确诊或排除糖皮质激素可调节性醛固酮增多症（GRA）。

治疗

- 单侧醛固酮分泌瘤或单侧肾上腺增生患者,先服用盐皮质激素受体拮抗剂(螺内酯或依普利酮),待血压、血钾正常后行腹腔镜单侧肾上腺手术切除术。如为肾上腺肿瘤所致,则手术切除肿瘤后高血压可得到纠正。
- 也可用导管消融术治疗。
- 如患者不能接受手术治疗,推荐应用盐皮质激素受体拮抗剂进行长期治疗。
- 如为双侧肾上腺增生,推荐用盐皮质激素受体拮抗剂治疗,螺内酯为一线用药,依普利酮为选择性用药。
- 推荐用小剂量肾上腺糖皮质激素治疗GRA患者,以纠正高血压和低血钾。成人地塞米松起始剂量为 0.125~0.25 mg/d,泼尼松起始剂量为 2.5~5 mg/d;仅有少数原发性醛固酮增多症患者使用钙离子拮抗剂、ACEI、ARB治疗,这些药物有抗高血压作用,但无明显拮抗高醛固酮的作用。

三、肾动脉狭窄

定义

各种原因引起的单侧或双侧肾动脉主干或分

支狭窄。肾动脉狭窄是引起高血压和（或）肾功能不全的重要原因之一，患病率占高血压人群的1%～3%。

病因

动脉粥样硬化是最常见的病因，其在我国占所有肾动脉狭窄原因的70%以上，其次为大动脉炎（约20%）及纤维肌性发育不良（约5%）。其中，大动脉炎所致的主动脉及肾动脉狭窄是我国年轻人继发性血管源性高血压的主要原因，这与欧美国家有明显差别。

临床表现

- 恶性或顽固性高血压；
- 原来控制良好的高血压失去控制；
- 高血压伴有腹部血管杂音；
- 高血压合并血管闭塞的证据（冠心病，颈部血管杂音，周围血管病变）；
- 无法用其他原因解释的血清肌酐升高；
- ACEI或ARB降压幅度大或诱发急性肾功能不全；
- 与左心功能不匹配的发作性肺水肿；
- 高血压伴两肾大小不对称。

诊断

- **肾动脉狭窄的解剖诊断：**
  彩色多普勒超声、MRA、CTA 可发现肾动脉狭窄的部位及程度。
- **功能诊断：**
  包括卡托普利肾图、分肾肾小球滤过率、分肾静脉肾素活性等方法，但由于其诊断的可靠性较差，目前不推荐作为诊断的方法。
- **肾动脉造影**
  肾动脉造影是诊断的金标准，可以明确病变部位、范围、严重程度，并且可在造影的同时进行治疗。

治疗

- **药物治疗**
  —ACEI 或 ARB 控制肾血管性高血压十分有效，但对于双侧或单侧功能肾的肾动脉狭窄患者，可能诱发急性肾功能不全，不建议选用。
  —对于肾功能尚能维持在正常范围的一侧肾动脉狭窄患者，使用 ACEI 或 ARB 可能有心血管系统保护作用，但治疗期间需定期监测肾功能。

—对于禁用 ACEI 或 ARB 的患者，钙离子拮抗剂和 β 受体阻滞剂为较安全有效的降压药物，其他药物如 α 受体阻滞剂、非特异性血管扩张剂及中枢性降压药也可适当合用（具体用药参见高血压一节）。

◆ 肾动脉血运重建

—当血管直径狭窄≥70%，跨狭窄收缩压差>20 mmHg 时有血运重建的指征，双侧或单侧功能肾肾动脉血管直径狭窄≥70%为血运重建的强有力指征。

—在进行血运重建之前，需评估肾动脉狭窄与临床症状之间是否存在因果关系，即除有血流动力学异常的肾动脉狭窄外，还需要伴有以下 1 项以上的临床情况：

- 高血压 3 级；
- 无法用其他原因解释的肾功能恶化；
- 短期内患侧肾出现萎缩；
- 伴有不稳定型心绞痛；
- ACEI 或 ARB 降压幅度大或诱发急性肾功能不全；
- 与左心功能不匹配的发作性肺水肿。

（于 扬 齐丽彤）

第三章 血管性疾病

第一节 主动脉夹层

病理生理

由于主动脉内膜撕裂,导致内膜暴露在主动脉高压腔内,使内膜从主动脉壁剥离,血管腔内血液进入主动脉管壁中层形成假腔。夹层从撕开的部位顺向和逆向两个方向进展,累及主动脉及其分支。急性主动脉夹层一般发生在主动脉壁上有病理缺陷的部位,如囊性主动脉坏死、动脉粥样硬化或炎症部位。

危险因素

- ◆ 高血压:是最主要的危险因素,72%的主动脉夹层患者有高血压病史。
- ◆ 主动脉炎:巨细胞动脉炎、多发性大动脉炎、白塞病。
- ◆ 结缔组织病:马方综合征(Marfan syndrome)、Ehlers-Danlos 综合征。
- ◆ 先天性:主动脉瓣二叶畸形、Turner 综合征。
- ◆ 外伤、心脏瓣膜置换手术、心导管手术。

临床表现

- 典型的临床表现是前胸或后背部极其剧烈的撕裂样疼痛，可向腹部等其他区域放射。只有极少数病人可以出现无痛性主动脉夹层。多伴有血压升高。
- 随主动脉夹层受累部位及其严重程度不同，临床表现多样。
  - 主动脉瓣受累：出现严重的主动脉瓣关闭不全，心力衰竭。
  - 冠状动脉受累：出现心绞痛、心肌梗死的表现。
  - 锁骨下动脉受累：双侧血压不对称、受累侧脉搏减弱。
  - 肋间动脉受累：表现为截瘫。
  - 肾动脉受累：肾衰竭。
  - 肠系膜动脉受累：表现为腹痛。
  - 颈动脉受累：晕厥、脑卒中。
  - 急性肢体缺血。
  - 心包积血导致心包压塞。

分型

Standford 分型

- A 型：夹层病变累及升主动脉，无论夹层起源位置如何；
- ◆ B 型：不累及升主动脉的病变，也称为"远端型。"

DeBakey 分型

- ◆ Ⅰ型：夹层源于升主动脉，病变延展超过主动脉弓至降主动脉，最常见；
- ◆ Ⅱ型：夹层源于升主动脉，而病变仅局限于升主动脉内；
- ◆ Ⅲ型：夹层源于降主动脉并向下延展至胸主动脉、腹主动脉，少数情况下病变也可反向延展至主动脉弓和升主动脉。

近端、远端主动脉夹层

- ◆ 近端型是指升主动脉受累的主动脉夹层，包括了 Standford A 型、DeBakey Ⅰ型和Ⅱ型；
- ◆ 远端型是指仅仅是降主动脉受累，升主动脉未累及，包括 Standford B 型、DeBakey Ⅲ型。

影像学检查

- ◆ X 线胸片：纵隔增宽、胸腔积液；
- ◆ 经胸超声心动图：可以评价主动脉夹层引起的心包积液、心脏压塞、主动脉瓣反流；但与经食管超声心动图、CT、MRI相比，经胸超声心动图诊断主动脉夹层的敏感性和特异性差；
- 经食管超声心动图：由于没有胸壁及肺组织的影响，对主动脉夹层的诊断（尤其是降主动脉受累情况）优于经胸超声心动图，但对于病情不稳定的患者风险较大；
- CT：诊断主动脉夹层的特异性为100%、敏感性为98%；
- 主动脉造影：可以评价夹层受累的范围、受累血管和主要血管分支的关系；缺点是耗时太长，延误诊断，操作繁琐；

治疗

药物治疗

- 对于伴低血压的主动脉夹层患者，要寻找血压降低的原因（心脏压塞、心肌梗死、严重的主动脉瓣关闭不全等）；
- 强心药会增加主动脉血管壁张力，应避免应用；
- 对于心脏压塞的病人，心包穿刺会加重出血及休克；
- 对于伴高血压的主动脉夹层患者，首先静脉给予β受体阻滞剂，一般用法：可先静脉注射美托洛尔 2.5～5 mg，用葡萄糖溶液稀释后，缓慢静脉注射（2分钟内），如病情需要可间隔5～10分钟重复注射，总剂量可达10～15 mg。15分钟后开始口服25～50 mg，每12小时1次，根据心率和血压可加量至100 mg，一日两次。控制目标：心率小于60次/分，收缩压在100～120 mmHg；
- 若起始静脉给予β受体阻滞剂治疗后心率、收缩压未达标，可予硝普钠，但应避免起始单用硝普钠，以免引起反射性交感神经兴奋、心室收缩增强；
- 避免应用直接扩张血管药物肼屈嗪；
- 对症止痛。

外科手术治疗

- 对于升主动脉受累的主动脉夹层患者，均需考虑行急诊外科手术；
- 对于仅仅累及降主动脉的患者，可以先予药物治疗，当患者出现组织器官缺血症状，或胸腔、后腹膜出血时，考虑行急诊手术。

血管介入治疗

对于Standford B型主动脉夹层患者，可考虑行血管内支架植入术，但介入治疗不适用于累及升主动脉和主动脉弓的夹层患者。

（杨洋 陈明）

第二节 多发性大动脉炎

定义

多发性大动脉炎（Takayasu arteritis）是累及主动脉及其主要分支的慢性血管炎。可累及的血管最常见于锁骨下动脉、无名动脉，还可累及颈动脉、肾动脉、肺动脉等。亚洲女性好发，年龄多在10～40岁。

临床表现

多发性大动脉炎受累动脉管壁可发生增厚，管腔狭窄、闭塞，近段动脉可出现扩张等病理改变。根据累及血管的不同及血管病变严重程度的不同，临床症状多种多样：

- ◆ 发热、肌痛、体重下降等非特异性表现；
- ◆ 一侧肢体力弱，间歇性跛行，肢体动脉搏动减弱、无脉，可闻及血管杂音，更严重的情况下可出现肢体缺血性溃疡；
- ◆ 锁骨下动脉受累可引起锁骨下动脉窃血综合征，导致晕厥等神经系统症状；
- ◆ 肾动脉受累，可引起高血压；
- ◆ 冠状动脉开口受累可引起心绞痛、心肌梗死；

- 肺动脉受累可引起胸痛、咯血、肺动脉高压；
- 由于升主动脉因受累而增宽，可引起严重的主动脉瓣反流。

实验室检查

急性期，反映炎症的非特异性指标（ESR、CRP）增高。ESR、CRP 也可以作为观察疗效的指标。

影像学检查

- 血管超声、CT、MRI 对多发性大动脉炎和动脉粥样硬化的鉴别有重要意义。
- 多发性大动脉炎狭窄血管管腔相对光滑，血管壁均匀增厚，可伴有动脉瘤形成。

诊断标准

根据美国风湿病协会制订的诊断标准，以下 6 条标准中满足 3 条或 3 条以上可诊断多发性大动脉炎：

- 出现临床症状时的年龄≤40 岁；
- 间歇性跛行；
- 一侧或双侧上肢脉搏波动减弱；
- 双侧上肢收缩压相差大于 10 mmHg；
- 锁骨下动脉或腹主动脉血管杂音；

- 影像学检查发现主动脉或其一级分支和四肢大血管狭窄、闭塞（除外动脉粥样硬化所致）。

治疗

- 糖皮质激素在疾病早期应用疗效好，可以改善动脉狭窄，缓解缺血症状，一旦血管发生纤维化，激素疗效差。
- 约有半数患者用糖皮质激素单药治疗疗效不好，可以联合甲氨蝶呤、硫唑嘌呤。
- 抗肿瘤坏死因子药物（anti-TNF）对于对激素抵抗的患者可能有效。
- 对于疾病晚期动脉血管发生不可逆性狭窄伴有严重缺血症状的患者，需考虑行经皮腔内血管成形术或血管旁路移植手术。

（杨 洋 陈 明）

第四章 心脏瓣膜病

第一节 二尖瓣狭窄

病因

二尖瓣狭窄最常见的病因为风湿性心肌炎,其他少见原因包括左心房黏液瘤、球形瓣膜血栓、严重瓣环钙化及先天性二尖瓣结构异常等。

病理生理学

正常二尖瓣面积是 $4.0\sim5.0\ cm^2$,随着风湿性疾病病程中瓣膜面积减少,血液从左心房流至左心室形成压力阶差。结果导致左房压力升高,肺静脉系统压力随之升高,出现肺淤血。肺静脉压力持续增高导致肺血管阻力和肺动脉压力上升,右室肥厚,最终引起右心衰竭。

狭窄程度分级

- 轻度:二尖瓣面积大于 $1.5\ cm^2$,平均压力阶差<5 mmHg,或肺动脉收缩压<30 mmHg;

- 中度：二尖瓣面积为 $1\sim1.5\,cm^2$，平均压力阶差 $5\sim10\,mmHg$，或肺动脉收缩压为 $30\sim50\,mmHg$；
- 重度：二尖瓣面积 $<1.0\,cm^2$，平均压力阶差 $>10\,mmHg$，或肺动脉收缩压 $>50\,mmHg$。

临床表现

症状

- 轻度二尖瓣狭窄一般无症状。
- 严重二尖瓣狭窄时，可以出现明显症状，包括

—呼吸困难最常见，最初仅发生于夜间睡眠中或较大体力活动时，随着二尖瓣狭窄加重，活动耐量逐渐下降，最终出现静息时呼吸困难，端坐呼吸，甚至急性肺水肿；

—咯血，表现为不同形式：大咯血、痰中带血或粉红色泡沫痰；

—水肿，进行性肺动脉高压，最后引起右心衰竭，出现下肢水肿、肝大等体循环淤血表现；

—血栓栓塞，二尖瓣狭窄常并发心房颤动，引发心悸、左心房血栓形成，栓子脱落可引发肢体栓塞或脑栓塞。

体征

- 心尖部闻及舒张期隆隆样杂音是二尖瓣狭窄最重要的体征,常可触及舒张期震颤。
- 其他包括 S_1 亢进、开瓣音、P_2 亢进、Graham Steell 杂音、二尖瓣面容等。

辅助检查

- 心电图:左房扩大,右室肥厚;
- 胸部 X 线片:左房扩大,梨形心,肺淤血表现;
- 超声心动图:瓣叶增厚、僵硬、粘连,瓣口狭窄,左室舒张期充盈速度下降。彩色多普勒超声可测量二尖瓣跨瓣压差和肺动脉压;
- 心导管检查:可测量左房左室间压力阶差。

体力活动和运动建议

- 对于大多数二尖瓣狭窄的患者,建议进行症状限制性运动;
- 鼓励患者进行低水平的有氧训练计划;
- 劳力性呼吸困难是运动耐量的一个限制性因素。

药物治疗

没有任何特异的药物治疗方法能够缓解二尖

瓣水平的血流机械性受阻;

- ◆ 对于轻度二尖瓣狭窄、仍维持窦性心律并且没有症状的患者,无需特殊药物治疗;
- ◆ 对于轻度以上的二尖瓣狭窄患者,建议避免超体力负荷;
- ◆ 对于有劳力性症状的患者,可给予负性变时性制剂,如β受体阻滞剂;
- ◆ 如果有肺淤血的证据,应限盐和间断给予利尿剂。
- ◆ 洋地黄不用于二尖瓣狭窄但仍是窦性心律的患者,除非其存在左心室或右心室功能不全。

窦性心律和心房颤动的心室率控制

二尖瓣狭窄的患者容易发生房性心律失常,尤其是心房扑动和心房颤动。

- ◆ 快速心房颤动急性发作的治疗包括:
  肝素抗凝和控制心室率;
  —静脉使用洋地黄;
  —使用钙离子拮抗剂或β受体阻滞剂控制心室率;
  —如果有血流动力学不稳定,应紧急实施电转复。在转复之前、之中和之后,应静脉给予肝素;

——一些经过选择的患者,也可尝试药物转复。
- 选择行心脏复律取决于多种因素,包括:
  ——心房颤动持续时间;
  ——初发心房颤动的血流动力学反应;
  ——有记载的既往心房颤动发作史和栓塞发作史。

如果决定行心脏复律的患者心房颤动发作已超过24~48小时且既往没有进行长期抗凝治疗,建议采用以下两种方法之一:

- 应用华法林抗凝>3周,然后进行心脏复律;
- 肝素抗凝,同时行经食管超声心动图检查寻找左房血栓。
  ——如果没有左房血栓,则在心脏复律操作之前、之中和之后给予静脉肝素抗凝。
  ——心脏复律后持续长期抗凝治疗。
  ——再发的阵发性心房颤动患者需要IC类或Ⅲ类抗心律失常药物来维持窦性心律。
- 慢性心房颤动的心室率控制
  ——地高辛可减慢二尖瓣狭窄伴心房颤动患者的心室率。
  ——选择钙离子拮抗剂或β受体阻滞剂预防运动负荷时的心率增加更有效。
  (上述具体用药参见心房颤动和抗心律失常章节)

血栓栓塞的预防

脑卒中和体循环栓塞是二尖瓣狭窄的另一个严重并发症,根据目前国内外指南,预防二尖瓣狭窄患者发生血栓栓塞的建议为:
- ◆ 抗凝治疗的Ⅰ类推荐和B级证据
  - ——二尖瓣狭窄和心房颤动(阵发性、持续性或永久性)患者;
  - ——二尖瓣狭窄,既往有过栓塞事件,即使是窦性心律患者;
  - ——二尖瓣狭窄伴有左心房血栓患者。
- ◆ Ⅱb类推荐和B级证据:
  严重二尖瓣狭窄伴超声心动图检查测量左心房内径≥55mm的患者,可能需要抗凝治疗。
- ◆ Ⅱb类推荐和C级证据:
  严重二尖瓣狭窄伴超声心动图检查发现自身对比左心房增大的患者,可能需要抗凝治疗。

经皮二尖瓣球囊成形术的适应证

- ◆ Ⅰ类推荐和A级证据
  对于有症状的中重度二尖瓣狭窄和瓣膜形态适合行经皮二尖瓣球囊成形术且没有左心房血栓或中、重度二尖瓣反流的患者,经皮二尖瓣球囊成形术有效。
- Ⅰ类推荐和 C 级证据

  对于无症状的中~重度二尖瓣狭窄且二尖瓣形态适合行经皮二尖瓣球囊成形术，伴肺动脉高压（静息肺动脉收缩压＞50 mmHg 或运动时＞60 mmHg），无左心房血栓或中、重度二尖瓣反流患者，经皮二尖瓣球囊成形术有效。

- Ⅱa 类推荐和 C 级证据

  中~重度二尖瓣狭窄、有不柔软的钙化瓣、心功能 NYHA 分级为Ⅲ~Ⅳ级、不考虑行外科手术或行外科手术高风险的患者，适合行经皮二尖瓣球囊成形术。

- Ⅱb 类推荐和 C 级证据：

  —无症状的中、重度二尖瓣狭窄，二尖瓣形态适于行经皮二尖瓣球囊成形术，新发生的心房颤动，无左心房血栓或中、重度二尖瓣反流患者，可以考虑行经皮二尖瓣球囊成形术。

  —有症状的患者，瓣口面积大于 $1.5\ cm^2$，如果运动负荷时肺动脉收缩压＞60 mmHg，肺动脉楔压＞25 mmHg 或平均二尖瓣跨瓣压力阶差＞15 mmHg，可以考虑行经皮二尖瓣球囊成形术。

  —有不柔软的钙化瓣，心功能 NYHA 分级为Ⅲ~Ⅳ级的患者，经皮二尖瓣球囊成形术可以作为外科手术的替代方法。

- **Ⅲ类推荐和 C 级证据**
  —轻度二尖瓣狭窄不是经皮二尖瓣球囊成形术的适应证。
  —有左心房血栓或中、重度二尖瓣反流的患者不应行经皮二尖瓣球囊成形术。

外科手术的适应证

- **Ⅰ类推荐和 B 级证据**
  有症状的中、重度二尖瓣狭窄患者,下述情况有指征行二尖瓣外科手术(尽可能行修复术):
  —没有施行二尖瓣球囊成形术的能力;
  —尽管抗凝但是仍有左心房血栓,或伴随中、重度二尖瓣反流,禁忌行经皮二尖瓣球囊成形术时;
  —有一定手术风险的患者,瓣膜形态不适合行经皮二尖瓣球囊成形术时。
- **Ⅰ类推荐和 C 级证据**
  伴有中、重度二尖瓣反流的有症状的中~重度二尖瓣狭窄患者,应施行二尖瓣置换手术。
- **Ⅱa 类推荐和 C 级证据**
  严重二尖瓣狭窄或严重的肺动脉高压(肺动脉收缩压>60 mmHg)、心功能 NYHA 分级为Ⅰ~Ⅱ级、不考虑行经皮二尖瓣球囊扩张术或外科二尖瓣修复术的患者,可以行二尖瓣置换术。
- ◆ Ⅱb类推荐和C级证据：
  中、重度二尖瓣狭窄的无症状患者，尽管接受了充分的抗凝治疗仍反复发生栓塞事件，瓣膜形态适合修复时，可以行二尖瓣修复术。
- ◆ Ⅲ类推荐和C级证据
  —轻度二尖瓣狭窄不是行二尖瓣狭窄修复术的指征。
  —接受二尖瓣修复术的患者，不应进行闭合式分离术，直视分离术是优选的方法。

(孟 磊)

第二节 二尖瓣关闭不全

常见病因

- ◆ 慢性二尖瓣关闭不全：风湿性心脏病（风心病）、二尖瓣脱垂、扩张型心肌病、肥厚型心肌病、先天性心脏病、淀粉样变和自身免疫性疾病等。
- ◆ 急性二尖瓣关闭不全：感染性心内膜炎、乳头肌功能失调、乳头肌或腱索断裂、创伤等。

第四章 心脏瓣膜病

临床表现

- 急性二尖瓣关闭不全：劳力性呼吸困难、急性左心衰竭、心源性休克。查体：心尖搏动为高动力型，P_2 亢进，常可闻及 S_3。心尖部反流性杂音，低调、递减型，于 S_2 前终止，不如慢性二尖瓣关闭不全患者响。
- 慢性二尖瓣关闭不全：早期可无症状，晚期严重关闭不全时可有疲乏无力、不同程度的呼吸困难。查体：心脏向左下扩大，心尖区可闻及 S_3，二尖瓣脱垂时可有收缩中晚期喀喇音。心尖部可闻及收缩期吹风样杂音，向左腋下和左肩胛下区传导。反流严重时，心尖区可闻及短促舒张期隆隆样杂音。

辅助检查

- 心电图：急性患者窦性心动过速常见。慢性者可有左心房增大，部分有左心室肥厚和非特异性 ST-T 改变，可伴有心房颤动。
- X线检查：急性患者心影正常或左心房轻度增大伴明显肺淤血，甚至肺水肿。慢性重度关闭不全患者常见左心房、左心室增大，左心室衰竭时可见肺淤血和间质性肺水肿。
- 超声心动图：二维超声可显示二尖瓣装置

的形态特征、左室扩大和室壁运动情况等，有助于明确病因。脉冲多普勒超声和彩色多普勒血流显像可于二尖瓣心房侧探及收缩期反流束。超声心动图还可提供心腔大小、心功能和合并其他瓣膜损害的情况。
- ◆ MRI、同位素检查和左心室造影：目前较少单纯用于二尖瓣关闭不全的诊断，可提供病因诊断线索。

诊断和评估

二尖瓣关闭不全的诊断主要依据病史、症状、体征和辅助检查综合判断，多数可以通过超声心动图确诊，同时应该明确病因。

并发症

心房颤动；感染性心内膜炎；体循环栓塞；心力衰竭；猝死；腱索断裂等。

治疗

急性二尖瓣关闭不全

外科治疗为根本措施，内科治疗一般为术前过渡治疗。

—静滴硝普钠扩张小动、静脉，降低心脏前后负荷，减轻肺淤血，减少反流，增加心排出量。如果前向血流明显减少，应考虑联合使用多巴酚丁胺等正性肌力药（具体剂量参照心力衰竭用药）。

—静脉注射利尿剂（具体剂量参照心力衰竭用药）。

—IABP 可作为外科术前的过渡治疗。

慢性二尖瓣关闭不全

- 内科治疗
  - —风心病伴风湿活动者需抗风湿治疗并预防风湿热复发；预防感染性心内膜炎。
  - —无症状、心功能正常者无需特殊治疗，但应定期随访。
  - —发生心房颤动和心力衰竭等并发症时，按照相应疾病进行处理。
- 外科治疗：是恢复瓣膜关闭完整性的根本措施，包括瓣膜修补术和人工瓣膜置换术。主要适用于：
  - —二尖瓣重度关闭不全、心脏扩大及心力衰竭患者。
  - —对于重度二尖瓣关闭不全合并新发心房颤动、肺动脉高压（肺动脉收缩压＞50mmHg）患者，也可考虑外科手术治疗。
- 最近有报道称对合适的患者可以行经皮导管二尖瓣修补术。

第三节 主动脉瓣狭窄

常见病因

先天性疾病（先天性二叶瓣畸形、先天性单叶瓣、先天性三叶瓣狭窄）；风湿性心脏病和退行性钙化性主动脉瓣狭窄。

临床表现

不同程度的呼吸困难，心绞痛和晕厥及晕厥前兆。查体：A_2减弱或消失，可有逆分裂，可在主动脉瓣区闻及主动脉瓣喷射音。在胸骨右缘第2肋间或左缘第3肋间可闻及收缩期吹风样、粗糙、递增-递减型杂音，向右颈部，也可向胸骨左下缘传导，常伴震颤。

辅助检查

心电图

重度狭窄者有左心室肥厚伴 ST-T 改变和左心房扩大。可有房室传导阻滞、室内传导阻滞、心房颤动或室性心律失常。

X线检查

心影正常或左心室轻度增大,左心房可轻度增大,升主动脉根部常见狭窄后扩张。在侧位透视下可见主动脉瓣钙化。晚期可有肺淤血征象。

超声心动图

超声心动图可以显示瓣叶数目及瓣膜结构,有助于确定狭窄病因,同时可以计算平均和峰值跨瓣压差以及瓣口面积。还可提供心腔大小、左室肥厚及功能等多种信息。

心导管检查

目前心导管只有在超声心动图不能确定狭窄程度并考虑行人工瓣膜置换术时进行。

主动脉瓣狭窄程度分级

见表4-2-1。如有左室收缩功能障碍,应综合分析,必要时行多巴酚丁胺试验进一步明确狭窄程度。

表 4-2-1 主动脉瓣狭窄程度分级

	轻度	中度	重度
主动脉瓣口峰值流速(m/s)	<3.0	3.0~4.0	>4.0
跨瓣平均压差(mmHg)	<25	25~40	>40
瓣口面积(cm^2)	>1.5	1.0~1.5	<1.0
瓣口面积指数(cm^2/m^2)	>0.85	0.6~0.85	<0.6

诊断和评估

- 有典型临床表现及主动脉瓣狭窄杂音时,较易诊断;
- 如合并关闭不全和二尖瓣损害,多为风心病;
- 单纯主动脉瓣狭窄,年龄<15 岁者,以单叶瓣畸形多见;
- 16~65 岁者,先天性二叶瓣钙化可能性大;
- \>65 岁者,以退行性老年钙化性病变多见;
- 确诊有赖于超声心动图。

并发症

心房颤动、房室传导阻滞及室性心律失常、心脏性猝死、感染性心内膜炎、体循环栓塞、心力衰竭、胃肠道出血。

处理

无症状患者的处理

- 预防感染性心内膜炎、风湿热和心房颤动发作。
- 轻度狭窄患者每两年复查超声心动图。中度和重度狭窄患者应避免剧烈体力活动,每6～12个月复查超声心动图。
- 重度狭窄而无症状者，何时进行手术干预应充分考虑手术风险与获益（如重度主动脉瓣狭窄伴运动时低血压、预计瓣膜狭窄进展较快而手术风险相对较低者应考虑手术治疗）。
- 因冠心病需要行冠脉旁路移植术且合并重度主动脉瓣狭窄者，应同时行主动脉瓣置换术。

有症状患者的处理

- 药物治疗：仅能改善症状，不能改善死亡率。
 — 心绞痛可试用硝酸酯类药物（应密切监测血压）和β受体阻滞剂。
 — 心力衰竭者应限制钠盐摄入，谨慎使用洋地黄类药物、利尿剂和ACEI，过度利尿可发生低血压。对于收缩功能下降及合并心房颤动者，可使用洋地黄类药物。
 — 对于不能转复的心房颤动及房性快速性心律失常患者，控制心室率非常重要。
- 外科治疗：人工瓣膜置换术为治疗成人重度主动脉瓣狭窄的主要方法。适应证为：
 — 有症状的重度主动脉瓣狭窄者；
 — 重度主动脉瓣狭窄者需行冠状动脉旁路移植术时；

——主动脉瓣重度狭窄者需行主动脉手术或其他心瓣膜手术时；

——主动脉瓣重度狭窄者合并左心功能不全（LVEF<50%）；

——需行主动脉手术或其他心脏瓣膜手术合并中度主动脉瓣狭窄者，也可考虑行主动脉瓣置换术。

◆ 经皮球囊主动脉瓣成形术

适应证为：

——由严重主动脉瓣狭窄导致心源性休克者；

——严重主动脉瓣狭窄因有心力衰竭而具极高手术风险者，作为人工瓣膜置换术的过渡治疗；

——严重主动脉瓣狭窄，拒绝手术治疗或有严重合并症的患者。

◆ 最近的研究显示对于外科手术高风险的有症状的重度主动脉瓣狭窄患者，可采用经皮导管主动脉瓣置换术。

第四节 主动脉瓣关闭不全

常见病因

急性主动脉瓣关闭不全

感染性心内膜炎；创伤；主动脉夹层。

慢性主动脉瓣关闭不全

- ◆ 主动脉瓣疾病：风心病；感染性心内膜炎；先天性畸形；主动脉瓣黏液样变性；强直性脊柱炎。
- ◆ 主动脉根部扩张：梅毒性主动脉炎；马方综合征（Marfan 综合征）；强直性脊柱炎；特发性升主动脉扩张；重度高血压和（或）动脉粥样硬化引起升主动脉瘤。

临床表现

急性主动脉瓣关闭不全

- ◆ 轻者可无症状，重者可出现急性左心衰竭和低血压。
- ◆ 查体：收缩压、舒张压和脉压正常或舒张压稍低，脉压稍增大，无明显周围血管征。心动过速常见。S_1 减低，P_2 亢进，S_3 常见。主动脉瓣舒张期杂音较慢性者短且调低，可有 Austin-Flint 杂音。

慢性主动脉瓣关闭不全

- ◆ 可无症状，亦可有心悸、心前区不适、头部强烈搏动感等症状，晚期可出现左心衰竭。
- ◆ 查体：收缩压升高，舒张压降低，脉压增大，可有周围血管征。心尖搏动向左下移位，呈抬举性搏动。S_1 和 A_2 减弱，可闻及 S_3，心底部可闻及收缩期喷射音。主动脉听诊区可闻及与 S_2 同时开始的高调叹气样递减型舒张早期杂音，坐位前倾和深呼气时明显。老年人的杂音有时在心尖区最响。重度反流者可在心尖部闻及 Austin-Flint 杂音。

辅助检查

X 线检查

- 急性主动脉瓣关闭不全：心脏大小正常，常有肺淤血或肺水肿征。
- 慢性主动脉瓣关闭不全：左心室增大，升主动脉继发性扩张，肺淤血。

心电图

急性者常见窦性心动过速和非特异性 ST-T 改变。慢性者可见左心室肥厚劳损。

超声心动图

二维超声可显示瓣膜和主动脉根部的形态改变，有助于确定病因。脉冲多普勒和彩色多普勒血流显像在主动脉瓣的心室侧可探及舒张期反流束，可判断反流程度。经食管超声有利于主动脉夹层和感染性心内膜炎的诊断。

磁共振显像和 CT

磁共振可以诊断主动脉疾病如夹层,并可判断主动脉瓣反流程度。CT 主动脉造影可以诊断主动脉疾病,并帮助明确病因。

主动脉造影

当无创技术不能确定反流程度,并考虑行外科治疗时,可行升主动脉造影,可半定量检测反流程度。

诊断和评估

通过临床表现及典型主动脉瓣关闭不全的舒张期杂音伴周围血管征,可作出临床诊断。进一步行超声心动检查可以明确诊断。

并发症

心力衰竭;感染性心内膜炎;室性心律失常;心脏性猝死。

治疗

急性主动脉瓣关闭不全

外科治疗(人工瓣膜置换术或主动脉瓣修复

术）为根本措施，内科治疗一般仅为术前准备的过渡措施。

- 静脉滴注硝普钠可降低前后负荷、改善肺淤血、减少反流量和增加前向心排血量。
- 可酌情使用利尿剂和正性肌力药物。
- 对主动脉夹层合并主动脉瓣关闭不全者使用β受体阻滞剂时应谨慎，因为可抑制代偿性的心动过速而导致低心排血量和低血压。

慢性主动脉瓣关闭不全

- 内科治疗
  - 预防感染性心内膜炎和风湿热；对于梅毒性主动脉炎，应予抗梅毒治疗；积极纠正心房颤动等心律失常；
  - 无症状的轻度或中度反流者，应限制重体力活动，并每1～2年随访1次，应行包括超声心动图在内的检查；
  - 有严重主动脉瓣关闭不全和左心室扩张而无症状者，可使用 ACEI 和 CCB 等血管扩张剂；
  - 左室收缩功能不全出现心力衰竭时按慢性心力衰竭处理。
- 外科治疗

  人工瓣膜置换术为严重主动脉瓣关闭不全的主要治疗方法。

  手术适应证：

—有症状和左心功能不全者；
—主动脉瓣重度关闭不全者需行冠脉旁路手术、主动脉手术或其他瓣膜手术；
—无症状而左心功能正常者，如左室舒张末内径≥75 mm 或收缩末内径≥55 mm，也可考虑手术治疗。

（马　为）

第五章 成人常见先天性心血管病

第一节 房间隔缺损

临床表现

- 房间隔缺损（atrial septal defect，ASD）可无症状，亦可逐渐出现乏力、劳力性呼吸困难和心房扑动、心房颤动等室上性心律失常，晚期可出现艾森门格（Eisenmenger）综合征，也可发生反常栓塞。
- 查体：P_2 亢进、S_2 固定性分裂，胸骨左缘第2肋间可闻及Ⅱ～Ⅲ级收缩期喷射性杂音。

辅助检查

- 心电图：电轴右偏、右房扩大、右室高电压、右束支传导阻滞等。
- X线检查：可见右房、右室增大，肺动脉段突出及肺血管影增加。
- 超声心动图：二维超声可显示房间隔缺损

的部位、数目及大小，房室大小及心功能。彩色及脉冲多普勒可显示分流方向。经胸超声显示不佳时应行经食管超声心动图检查，同时可以明确左心耳内有无血栓、有无肺静脉畸形引流等。

- CT检查：对于部分病例，为明确冠状动脉有无畸形或狭窄，并进一步明确房间隔缺损的形态，可行CT检查，同时可以明确左心耳内有无血栓。
- 心导管检查：典型病例不需要行心导管检查。当疑有其他合并畸形，或需测定肺血管阻力时，应行右心导管或心血管造影检查。

诊断和评估

- 典型的临床表现、心脏听诊可提示房间隔缺损存在，超声心动图可以确诊。
- 应注意是否合并其他先天性心脏病，如肺动脉瓣狭窄、肺静脉畸形引流等。合并心房颤动拟行介入治疗者，应明确左心耳及心房内有无血栓。

治疗

内科治疗

预防和治疗心房颤动等心律失常。未治疗者

发生右心衰竭及 Eisenmenger 综合征时，处理右心衰竭及肺动脉高压（参见有关章节）。

房间隔缺损封堵术

- ◆ 适应证
  - ——通常年龄≥3 岁；
  - ——5 mm≤继发孔型 ASD 直径≤36 mm 的左向右分流伴右心容量负荷增加；
  - ——缺损边缘至冠状静脉窦、上下腔静脉及肺静脉的距离≥5 mm，至房室瓣的距离≥7 mm；房间隔的直径大于所选用的封堵伞左房侧的直径；
  - ——不合并须外科手术的其他心脏畸形。
- ◆ 禁忌证
  - ——原发孔型 ASD 及静脉窦型 ASD；
  - ——心内膜炎及出血性疾病；
  - ——严重肺动脉高压导致右向左分流；
  - ——左心房或左心耳血栓，部分或全部肺静脉异位引流，左心房内隔膜，左心房或左心室发育不良。

手术治疗

- ◆ 适应证
  - ——原发孔型、腔静脉窦型、冠状窦型和继发孔型房间隔缺损已引起血流动力学改变者可考虑手术治疗。
  - ——房间隔缺损引起血流动力学改变者合并

其他需要外科手术治疗的心脏疾病应考虑手术治疗。

第二节 室间隔缺损

临床表现

- 小型室间隔缺损（ventricular septal defect，VSD）患者通常无症状，中型室间隔缺损患者可有劳力性呼吸困难；
- 查体：胸骨左缘第3～4肋间可闻及Ⅳ～Ⅵ级全收缩期杂音伴震颤，P_2可亢进；
- 大型室间隔缺损患者左、右心室之间收缩期已不存在压力差，常继发肺动脉高压，导致右向左分流而呈现青紫色，有明显呼吸困难，胸骨左缘收缩期杂音常减弱至Ⅲ级左右，P_2亢进。

特殊检查

- 心电图：可有右室肥厚或双室肥厚。
- X线检查：可表现为左房、左室、右室扩大伴肺动脉高压及肺淤血。
- 超声心动图：可测定缺损大小、数目及部位，判断心室肥厚、心腔大小、心脏功能及主动脉瓣和三尖瓣反流情况。应用

Doppler 技术还可测算跨隔及跨（肺动脉）瓣压差，并可推算 Qp/Qs 值，估测肺动脉压力，是本病最重要的检查手段。图像质量不佳时，可行经食管超声检查。
- 心导管检查：典型的室间隔缺损一般不需要进行心导管检查及心血管造影。如怀疑合并其他先天性畸形时应进行导管检查及心血管造影。对于较大的缺损且已有明显肺动脉高压的患者，可行肺血管扩张试验决定是否可行手术治疗。

诊断和评估

典型室间隔缺损根据临床表现及超声心动图即可确诊。应注意是否合并其他先天性心脏病及主动脉瓣和三尖瓣反流情况。

治疗

内科治疗

预防感染性心内膜炎。未治疗者晚期发生右心衰竭和 Eisenmenger 综合征时，处理右心衰竭及肺动脉高压。

室间隔缺损封堵治疗

- 适应证：

—膜周部 VSD：年龄通常≥3 岁，体重大于 10 Kg，有血流动力学异常的单纯性 VSD，3 mm＜直径＜14 mm。VSD 上缘距主动脉右冠状动脉瓣≥2 mm，无主动脉瓣脱垂及主动脉瓣反流。超声检查 VSD 在大动脉短轴切面 9～12 点位置。

—肌部 VSD＞3 mm。

—外科手术后残余分流。

◆ 禁忌证：

—感染性心内膜炎；

—重度肺动脉高压伴双向分流；

—合并出血性疾病和血小板减少；

—心功能不全，不能耐受操作。

手术治疗

有血流动力学意义的室间隔缺损或既往发生过感染性心内膜炎者以及合并其他需要外科手术处理的室间隔缺损患者可考虑手术治疗。

第三节 动脉导管未闭

临床表现

动脉导管未闭（patent ductus arteriosus, PDA）分流量小者无症状，中等分流量者常有乏力、心悸、呼吸困难等症状。

- **查体**：胸骨左缘第 2 肋间及左锁骨下方可闻及连续性机械样杂音，可伴震颤及周围血管征；分流量大者常伴继发性严重肺动脉高压导致右向左分流，患者多有差异性发绀、右心衰竭，上述典型杂音的舒张期成分减轻或消失，随后收缩期杂音亦可消失。
- 动脉导管未闭患者易发生感染性心内膜炎。

辅助检查

- 心电图：左室高电压、左房扩大，可有右房扩大，右室肥大。
- X 线检查：肺动脉段凸出，肺血流量增多，左房及左室增大。晚期可有肺动脉高压及右室肥大。
- 超声心动图：二维超声心动图可显示未闭动脉导管，并可见左室扩大。彩色多普勒可显示主动脉与肺动脉间的分流，频谱多普勒可估测肺动脉压力。超声可明确有无其他先天性心脏病。当肺动脉压力明显增高时，超声心动图有可能漏诊。
- CT 和 MRI：对于超声心动图不能明确的 PDA，可考虑进一步行 CT 或 MRI 检查，同时可以除外有无合并其他先天性畸形及明确冠状动脉情况。

- 心导管检查：为了解肺血管阻力、分流情况及除外其他复杂畸形，有时需要行右心导管检查及心血管造影。

诊断和评估

根据典型杂音及超声心动图表现，大部分患者可确诊。应注意除外可能合并的其他先天性心脏病。

治疗

因本病易继发感染性心内膜炎，即使分流量不大亦应及早行介入治疗或手术治疗。

内科治疗

预防感染性心内膜炎（参见感染性心内膜炎章节）。小 PDA 无左室负荷过重表现者每 3~5 年随访一次。未治疗者晚期发生右心衰竭和 Eisenmenger 综合征时，处理右心衰竭及肺动脉高压。

封堵治疗

- 适应证：体重≥8 kg，具有临床症状和心脏超负荷表现，不合并需外科手术的其他心脏畸形。
- 禁忌证：

—感染性心内膜炎；

—严重肺动脉高压，出现右向左分流，肺总阻力＞14wood；

—合并需要外科手术矫治的心内畸形；

—依赖 PDA 存活的患者；

手术治疗

对于不能行封堵治疗或封堵失败以及合并需要外科手术干预的心脏畸形者，可行手术治疗。

（马　为）

第六章 感染性心内膜炎

定义

感染性心内膜炎（infective endocarditis，IE）是指病原微生物经血行途径引发的心内膜、心瓣膜或邻近大动脉内膜感染并有赘生物形成。

易患因素

复杂的先心病仍然是引起儿童 IE 最常见的心脏疾病，风湿性心脏瓣膜病患者减少，老年退行性瓣膜病变、血管侵入性操作、人工心脏瓣膜、长期血液透析及静脉毒瘾者越来越多地成为 IE 的易患因素。

病原学

- 自体瓣膜 IE 65% 由链球菌引起，25% 由葡萄球菌引起，真菌、立克次体、衣原体等非典型致病菌少见。
- 近年来，由于广谱抗生素的普遍使用，几乎所有致病菌均可引起 IE，且所占比例已有明显变化，发达国家如美国的葡萄球菌性心内膜炎增长较快，已经位居首位，链球菌已退至第二位，其次为肠球菌。
- 发展中国家的致病菌变化相对不明显。
- 长期血液透析、糖尿病、血管侵入性检查、静脉注射吸毒均是金黄色葡萄球菌性 IE 的主要因素。静脉毒瘾者的 IE 多累及右心三尖瓣。

分类

- 按照感染部位及是否存在心内异物而将 IE 分成四类：
  —左心自体瓣膜 IE；
  —左心人工瓣膜 IE（瓣膜置换术后 1 年内发生者称为早期人工瓣膜 IE，1 年之后发生者称为晚期人工瓣膜 IE）；
  —右心 IE；
  —器械相关性 IE（包括发生在起搏器或除颤器导线上的 IE，可伴或不伴有瓣膜受累）。
- 也可根据感染来源分成三类：
  —社区获得性 IE；
  —医疗相关性 IE（院内感染和非院内感染）；
  —静脉毒瘾相关性 IE。
- 有以下一种情况者属活动性 IE：
  —IE 患者持续发热且血培养多次阳性；

—手术中发现活动性炎症病变；

—患者仍在接受抗生素治疗；

—有活动性 IE 的病理学证据。

- IE 的再发有两种情况：

—复发：首次发病后 6 个月内由同一病原体引起的再发；

—再感染：由不同病原体引起的感染，或首次发病后超过 6 个月由同一病原体引起的再发。

临床表现

下列情况需怀疑 IE：

- 新出现的心脏反流性杂音；
- 原因不明的栓塞事件（肾、脾、脑、肠系膜、肢体动脉、视网膜动脉等）；
- 原因不明的败血症；
- 发热合并下列情况：

—含有心脏人工材料，包括人工心瓣膜、起搏器、埋藏式心脏复律除颤器（ICD），导管侵入检查等；

—既往 IE 史；瓣膜病或先天性心脏病；

—其他 IE 体质（如免疫缺陷疾病等）；

—近期菌血症；

—心力衰竭；

—新发传导阻滞；

—血培养发现典型 IE 病原菌阳性或慢性

Q热血清学检查阳性；
—血栓或免疫学现象（如Roth斑、Janeway损害、Oslar结节、瘀点、甲下线状出血、贫血、高丙种球蛋白血症、类风湿因子阳性、血清补体降低等）；
—非特异性神经系统表现；
—肺部栓塞或浸润征（右心IE）；
—原因不明的周围组织脓肿。

诊断

- ◆ 确诊感染性心内膜炎
  —病理学标准：将赘生物、栓塞性赘生物或心内脓肿进行培养或组织学检查证实；存在赘生物或心内脓肿，经组织学检查示活动性IE；
  —临床标准（表6-1）：符合2项主要标准或1项主要标准＋3项次要标准或5项次要标准。
- ◆ 疑似感染性心内膜炎：1项主要标准＋1项次要标准，或3项次要标准。
- ◆ 排除诊断：符合其他肯定的诊断，或临床表现在抗生素治疗4天内持续改善，或手术或尸解病理否认IE。
- ◆ 超声心动图和血培养是诊断IE的基础。
  ——旦怀疑IE，首选经胸超声检查（TTE），对于确诊IE或高度怀疑IE但TTE检查正常时,推荐行经食管超声检查(TEE)。
—TTE/TEE 结果阴性但仍高度怀疑 IE 的患者,应 7～10 天后再行 TTE/TEE 检查。
—TTE/TEE 检查结果阴性不能完全排除 IE。
◆ 在血培养阴性、感染累及人工瓣膜或起搏器导线、右心 IE 等情况下 Duke 标准(表 6-1)的敏感性下降,诊断则主要依靠临床判断。

表 6-1 改良 Duke 标准

主要标准	次要标准
◆ 血培养阳性(符合下列至少一项标准) —两次独立血培养发现典型细菌(如草绿色链球菌、链球菌、金黄色葡萄球菌) —多次血培养为同一 IE 致病微生物(血培养抽取时间相隔 12 小时以上,或所有 3 次、4 次或 4 次以上的多数血培养阳性,首次与末次抽血时间至少相隔 1 小时以上) —伯纳特立克次体一次血培养阳性或第一相免疫球蛋白 G (IgG)抗体滴度>1∶800 ◆ 心内膜受累的证据(符合以下至少一项标准) —超声心动图检查发现异常(赘生物、脓肿、人工瓣膜裂开) —新发瓣膜反流	◆ 易感因素:易患 IE 的心脏病变;静脉药物成瘾者 ◆ 发热:体温≥38℃ ◆ 血管征象:主要动脉栓塞、化脓性肺栓塞、真菌性动脉瘤、颅内出血、结膜出血、Janeway 结节 ◆ 免疫性征象:肾小球肾炎、Oslar 结节、Roth 斑、类风湿因子阳性等 ◆ 微生物证据:血培养阳性但不满足以上的主要标准,或与感染性心内膜炎一致的急性细菌感染的血清学证据

治疗

- ◆ 抗生素的应用原则：
  - —早期、足量、长疗程、静脉应用杀菌药物。
  - —高度怀疑 IE 者在 3 次（每次隔 30 分钟）采血送检血培养后立即开始抗生素治疗。先按经验选用广谱抗生素，再根据药敏试验结果选用敏感抗生素。
  - —自体瓣膜 IE 和晚期人工瓣膜 IE 的抗生素方案应覆盖葡萄球菌、链球菌、HACEK 组菌（一组革兰阴性杆菌，包括嗜血杆菌属、放线杆菌、人心杆菌、侵蚀艾肯菌和金氏杆菌）和巴尔通体属；
  - —早期人工瓣膜 IE 的抗生素方案应覆盖耐甲氧西林葡萄球菌、典型的非 HACEK 组革兰阴性病原体。
- ◆ IE 初始经验性抗生素治疗方案见表 6-2。
- ◆ 外科治疗
  - —约半数 IE 患者需要接受手术治疗，尽早请心外科会诊。
  - —早期手术的主要指征：
    心力衰竭、难治性感染、栓塞事件。
  - —其余可择期手术。
- ◆ 治愈标准
  - —体温恢复正常，脾缩小，症状消失 4~6 周；
  - —每 2 周血培养 1 次，均阴性；
  - —持续 2 个月尿液检查正常。

表 6-2 IE 初始经验性抗生素治疗方案

抗生素	剂量	疗程	备注
自体瓣膜 IE			
氨苄西林舒巴坦或	12 g/d iv, 分 4 次	4~6 周	用于不能耐受 β-内酰胺类抗生素的患者
阿莫西林克拉维酸	12 g/d iv, 分 4 次	4~6 周	
+庆大霉素	3 mg/(kg·d) iv, 分 2~3 次	4~6 周	
万古霉素	30 mg/(kg·d) iv, 分 2 次	4~6 周	怀疑巴尔通体属感染者可加用多西环素 200 mg/d, 口服 6 周
+庆大霉素	3 mg/(kg·d) iv 或 im, 分 2~3 次	4~6 周	
+环丙沙星	800 mg/d iv, 分 2 次	4~6 周	
早期人工瓣膜 IE（瓣膜置换术后 1 年内）			
万古霉素	30 mg/(kg·d) iv, 分 2 次	6 周	若临床表现无改善，须考虑手术治疗和扩大抗菌谱以覆盖革兰阴性菌
+庆大霉素	3 mg/(kg·d) iv 或 im, 分 2~3 次	2 周	
+利福平	1200 mg/d 口服, 分 2 次	6 周	
晚期人工瓣膜 IE（瓣膜置换术 1 年后）			
与自体瓣膜 IE 相同			

预 防

- 提高口腔护理普及程度可有效预防 IE；
- 血管内侵入性操作中的无菌原则对于降低医源性 IE 极其重要；

- 预防性应用抗生素只推荐用于接受最高危操作的最高危 IE 易患人群;

  最高危操作包括:

  —涉及牙龈、牙根周围组织或口腔黏膜破溃部位,或需要口腔黏膜穿孔的所有操作;

  —涉及已有感染的呼吸道、胃肠道、泌尿生殖器、皮肤和软组织部位的操作。

  最高危患者包括:

  —有人工心脏瓣膜或心脏瓣膜修复采用人工材料者;

  —既往有 IE 史者;

  —先天性心脏病患者:
  - 未修补的发绀型先天性心脏病,或有残留缺损、姑息性分流或通道患者;
  - 因先天性心脏病采用人工材料患者(经手术放置或经皮导管技术送入)完全修复后 6 个月内;
  - 人工材料或装置的置入部位持续存在残留缺损者(如单心室、大动脉转位、法洛四联征)。

  —心脏移植术后发生瓣膜病变者。

- 预防性应用抗生素的原则:

  —口腔操作前预防性应用抗生素的主要靶目标是口腔链球菌;

  —推荐在操作开始前 30~60 分钟内使用单剂抗生素,如:

- 阿莫西林或氨苄西林，成人 2 g（儿童 50 mg/kg），口服或静脉给药；
- 对上述药物过敏者可用克林霉素，成人 600 mg（儿童 20 mg/kg），口服或静脉滴注；也可用阿奇霉素或克拉霉素，成人 500 mg（儿童 15 mg/kg），口服或静脉滴注；
- 如果患者正接受长期抗菌药物治疗（该抗菌药物可用于预防 IE），则最好再另选一种抗菌药，而不是增加现用抗菌药物剂量；
- 正接受抗凝治疗的患者预防 IE 时应改为口服抗生素，尽可能避免肌内注射，对无法口服者考虑静脉给药。

（叶小巾　丁文惠）

第七章 心肌病

第一节 心肌病的分类

概述

心肌病的病因目前尚未完全明确,命名和分类也一直存在争议。世界各国及多个专业组织机构根据各自观点提出了多种分类方法,因此,需结合各自临床实践参考应用。

定义及分类

- 1980年世界卫生组织及国际心脏病学会(WHO/ISFC)首次进行了统一的定义,并将其分为"特发性心肌病"和"特异性心肌病"两大类。
- 1995年,WHO/ISFC重新定义为"心肌病是指伴有心功能障碍的心肌病变",并依据形态学特点,首次将心肌病分为"扩张型、肥厚型、限制型、致心律失常性右室心肌病和未分类型"五大类。
- 2006年,美国AHA发表了"当代心肌病定义和分类"。即将心肌病的定义更改为"伴有机械和（或）电学功能障碍的心肌疾病"。因此，以恶性室性心律失常为主要临床表现的离子通道病（又称原发性心电疾病）被归入原发性心肌病的范畴。另外，心肌病的分类尽管仍然沿用原发性和继发性的名称，但标准基于心肌病变是全身系统疾病的表现之一还是仅局限于心脏局部组织，即原发性心肌病只是反映了病变心肌是主要或唯一受累的组织。如酒精性心肌病、围生期心肌病等在该分类标准中均属于原发性心肌病（分组：获得性），详见图7-1-1。

- 2007年，中华医学会心血管病分会和中国心肌病诊断与治疗建议工作组联合发表了"中国心肌病诊断与治疗建议"。结合我国实际，强调从临床实用出发，仍将原发性心肌病命名为"扩张型心肌病（DCM）、肥厚型心肌病（HCM）、致心律失常性右室心肌病（ARVC/D）、限制型心肌病（RCM）和未定型心肌病"五类，各型心肌病根据致病原因再分为特发性和继发性，有心电紊乱但无明显心脏结构和形态改变的离子通道病暂不列入原发性心肌病的分类。扩张型心肌病的病因见表7-1-1。

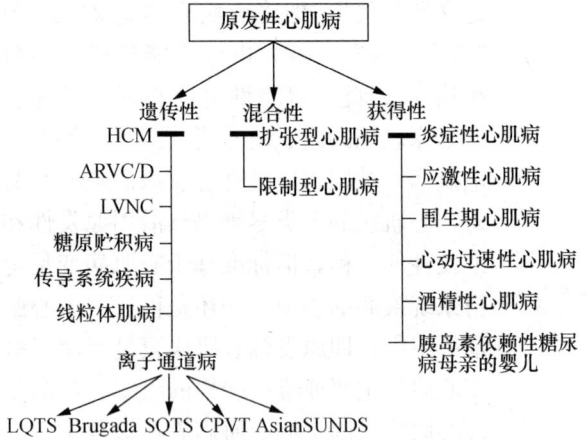

**图 7-1-1　美国当代心肌病定义和分类中
关于原发性心肌病的分类（2006 年）**

注：LVNC，左室致密化不全；LQTS，长 QT 综合征；Brugada，Brugada 综合征；SQTS，短 QT 综合征；CPVT，儿茶酚胺敏感性多形性室速；AsianSUNDS，亚洲原因不明夜间猝死综合征。

**表 7-1-1　中国心肌病诊断与治疗建议中关于扩张型
心肌病的常见病因（2007 年）**

- ◆ 特发性：原因不明，需要排除全身疾病和原发病。
- ◆ 家族遗传性。
- ◆ 继发性：由其他疾病、免疫或环境等因素引起，常见以下类型：
  - —缺血性心肌病：冠状动脉粥样硬化是最主要的原因，有些专家认为不应使用"缺血性心肌病"这一术语，心肌病的分类中也不包括这一名称。
  - —感染/免疫性：病毒性心肌炎后。

续表 7-1-1

- —中毒性：如酒精性、化疗药物、放射性、微量元素缺乏致心肌病等。
- —围生期心肌病：发生于妊娠最后 1 个月或产后 5 个月内，发现心脏扩大和心力衰竭，原因不明。
- —部分遗传性疾病伴发：见于多种神经肌肉疾病。
- —自身免疫性心肌病：如系统性红斑狼疮、胶原血管病等。
- —代谢内分泌性和营养性疾病：如嗜铬细胞瘤、甲状腺疾病、硒缺乏、淀粉样变性、糖原累积症等。

（盛琴慧）

第二节 肥厚型梗阻性心肌病

概述

肥厚型心肌病可分为梗阻性和非梗阻性，其中，肥厚型梗阻性心肌病又可表现为主动脉瓣下梗阻或心室中部梗阻两种亚型，可呈隐匿（可激发）、间歇或静息梗阻，梗阻程度及血流动力学变化与患者临床症状密切相关。

临床表现

- ◆ 三大典型症状：

呼吸困难、胸痛及晕厥，发生率分别约为

90%、70%、20%,少数患者以猝死为首发症状。

◆ 体征

—胸骨左缘第 3~4 肋间可闻及收缩期粗糙杂音,向胸骨、腋下及心底部传导,但不传导至颈部,10%患者可伴有收缩期震颤。

—该收缩期杂音可随心肌收缩力增强(如应用洋地黄、运动)或心室后负荷降低(如应用硝酸甘油)而增强;减弱心肌收缩力(如应用 β 受体阻滞剂)、增加心室后负荷及心室容量(如抬腿、下蹲)则使杂音减弱。

—多数患者同时伴有心尖部二尖瓣反流的全收缩期杂音。

辅助检查

◆ 心电图

多数患者均有异常,但无特异性诊断价值。常见表现有:

—左室肥厚伴复极异常、异常 Q 波、ST-T 改变尤其是 T 波倒置、心房肥大;

—可同时伴有各种心律失常:室性期前收缩、室性心动过速、心房颤动、房室或束支传导阻滞等。

◆ 超声心动图

表现为：左室间隔非对称性增厚>15 mm，且与左室后壁之比>1.3；左室流出道变窄<20 mm；二尖瓣前叶收缩期前向运动（SAM征）及主动脉瓣收缩中期提前关闭现象；左室流出道压力阶差>20 mmHg。

- ◆ 其他影像学检查
  - —核素及磁共振成像均能反映心室壁、心室腔的解剖改变、心功能变化及心肌组织特性和代谢异常。
  - —左心室造影可呈典型香蕉状改变，同时行心导管测压可准确测定左室流出道压力阶差。
- ◆ 基因检测

  为常染色体显性遗传疾病，约55%的发病呈家族聚集性，主要与编码肌小节的结构蛋白基因突变有关。

临床诊断标准

- ◆ 主要症状：
  呼吸困难、胸痛及晕厥；
- ◆ 体征：
  特征性心脏杂音；
- ◆ 辅助检查：
  —心电图初步筛选，超声心动图可确诊；
  —少数疑难病例可行左室造影及心导管检查明确诊断；

——基因及直系家属筛查可辅助诊断。

猝死高危因素评估

- 高危因素:
  ——既往有心脏猝死史或自发的持续性室性心动过速病史;
  ——心脏猝死家族史;
  ——不明原因的晕厥,尤其是运动时、反复发作的年轻患者;
  ——动态心电图记录的非持续性心动过速;
  ——运动过程中不正常的血压反应,表现为随运动增加血压下降或出现低血压,尤其是<50岁的患者;
  ——严重左室肥厚,最大左室壁厚度≥30 mm。
- 低危因素:
  ——无症状或轻微胸痛或劳力性呼吸困难(NYHA心功能分级Ⅰ~Ⅱ级);
  ——无因肥厚型心肌病死亡的家族史;
  ——动态心电图记录无非持续性室性心动过速;
  ——静息流出道压力阶差<30 mmHg;
  ——左房大小正常或轻度增大(<45 mm);
  ——随运动增强血压反应正常;
  ——左室壁厚度<20 mm。

治疗

目前尚无针对病因的治疗,治疗目的在于缓解症状、预防并发症、降低死亡风险。

- ◆ 无症状的肥厚型梗阻性心肌病的治疗:
  对于无症状患者是否需要治疗尚有争议,对于具有明显左室流出道压力阶差的患者,尤其是儿童和年轻患者,可给予预防性治疗,药物选择同有症状患者。
- ◆ 症状明显的肥厚型梗阻性心肌病的治疗:
  —β受体阻滞剂
    对有劳力性呼吸困难或活动耐量下降的患者为一线治疗药物。
    能够缓解心肌缺血,可抗心律失常,缓解疾病进展,改善预后。
    在患者能耐受的情况下逐渐加大剂量并长期应用。
  —钙离子拮抗剂
    主要药物为维拉帕米,通常在β受体阻滞剂无效时试用,用至较大剂量 480 mg/d 时可改善患者症状,尤其是胸痛症状改善明显。
  —其他药物
    伴频发室上性和室性心律失常时可联合应用胺碘酮,剂量为 100~300 mg/d。
- ◆ 药物难治性肥厚型梗阻性心肌病的治疗
  —外科手术切除

—室间隔化学消融：

通过将无水乙醇注入供应室间隔的冠状动脉间隔支造成血管损伤性闭塞，使室间隔相应部位的心肌梗死，继而使局部心肌变薄，从而减轻流出道梗阻。主要并发症为大面积心肌梗死及高度房室传导阻滞。

适应证：

- 药物治疗后仍有症状，疗效不佳或有严重副作用，NYHA 心功能分级Ⅲ级以上；
- 尽管症状不重，但左室流出道压力阶差高，有猝死高危因素；
- 原外科手术切除或双腔起搏器植入后病情复发；
- 外科手术风险高；
- 静息压差 > 30 mmHg，激发后压差 > 60 mmHg；
- 超声心动图显示瓣下肥厚，并有与 SAM 症相关的压力阶差，冠脉造影显示有合适的间隔支。

—双腔起搏器植入：

通过右室心尖部的提前激动，使左室收缩时流出道变宽，从而减轻梗阻，降低流出道压差。

适应证：

- 症状严重，药物治疗无效；

- 左室流出道压力阶差静息时超过 30 mmHg，应激状态达 50 mmHg 以上；
- 以室间隔肥厚为主，而不是心尖部或心室中部肥厚；
- 无固定瓣下狭窄；
- 合并房室传导阻滞、严重心动过缓等其他起搏指征；
- 外科手术风险大；
- 无慢性心房颤动。

—心脏移植。

◆ 青少年、未成年肥厚型梗阻性心肌病的处理原则：

儿童及青年患者总体预后较成年或老年人差，猝死发生率较其他年龄组高。

—除关注症状外，应定期检测左室流出道梗阻的程度；

—对于梗阻程度严重的患者，即使无症状，也建议预防性药物治疗。

◆ 生育期妇女肥厚型梗阻性心肌病的处理原则：

—总体风险和普通人群相比无明显差异，孕期及分娩过程的风险仍与左室流出道梗阻的程度密切相关。

—首选 β 受体阻滞剂治疗。

(盛琴慧)

第三节 原发性扩张型心肌病

定义

原发性扩张型心肌病（IDCM）是一种以左心室或（和）右心室扩大、心肌收缩功能障碍为主要特征的原因不明的心肌疾病。

流行病学特征

近年来，IDCM 的发病率在我国有逐渐增高的趋势，发病年龄多为 30～50 岁，男性多于女性（2.5∶1）。

临床表现

症状

早期可无明显症状，随着病情进展可出现充血性心力衰竭的症状，表现为心悸、乏力、水肿、胸闷、呼吸急促、呼吸困难和端坐呼吸等。个别患者会出现晕厥、血栓栓塞的相应症状。

体征

- 疾病早期患者心脏可轻度或中度增大，出现充血性心力衰竭时,心脏明显增大。
- 可闻及第一、第二心音减弱,可出现第三、四心音和奔马律,可有心房颤动等心律失常。
- 肺部受到增大的心脏挤压,可出现呼吸音减低;肺底部可闻及少量的细湿啰音。两肺出现明显的干湿啰音时,应注意是否合并肺部感染。
- 出现右心衰竭时可见颈静脉怒张、肝大、下肢及颜面水肿。

辅助检查

心电图

- 多见非特异性的 ST-T 改变;室上性心动过速,室性期前收缩,并可见室性心动过速;
- 各种传导障碍,表现为房室传导阻滞,束支及分支阻滞;
- 明显心功能不全者可有电交替现象。

胸部 X 线检查

心脏增大表现为全心扩大,心胸比例增加,肺淤血或肺水肿,胸腔积液。X 线透视下可见心脏搏动明显减弱。

超声心动图

各腔室明显增大,以左心室为主,室壁变薄;弥漫性室壁运动减弱;二尖瓣前后叶开放幅度小;射血分数和短轴缩短率下降。

心脏磁共振（MRI）

MRI 评价心腔大小和收缩舒张功能方面较超声心动图具有更高的准确性和可重复性。目前普遍认为心脏 MRI 诊断扩张型心肌病的依据主要是：

- 左室或双心室扩大（左室舒张末容积>140 ml,右室舒张末容积>150 ml）,左室增大时,室间隔呈弧形凸向右心室;
- 心室壁改变,部分病例早期受累心腔的心室壁可稍增厚,晚期则变薄或室壁厚薄不均,左室的肌小梁粗大;
- 心脏功能改变,MRI 显示节段性或全心室运动异常,左心室或双心室的心肌收缩功能普遍下降,收缩期室壁增厚率降低,EF 值多在 50% 以下;
- 心肌信号改变,在 T1WI、T2W 中表现为较均匀信号。黑血序列、亮血序列及增强扫描可显示附壁血栓,附壁血栓在 T2WI 中多为高信号。部分病例的心肌可见延迟强化,延迟强化的范围反映了左室功能不全的严重程度,延迟强化表现为斑片状，位于心肌中层，与冠状动脉供血范围不一致。

心导管检查和心肌活检

一般不常规进行。

- 心导管检查和心血管造影可测定肺动脉压力、肺毛细血管楔压、心排血量等。
- 心肌活检一般无特异性病理改变，大多显示不同程度的心肌肥厚、纤维化，没有明显的淋巴细胞浸润。如果将心肌活检与免疫组织学方法以及 PCR 的原位杂交结合，可与病毒性心肌炎相鉴别。

实验室检查

脑钠肽（BNP）升高多与心力衰竭程度平行。

鉴别诊断

病毒性心肌炎：

- 急性或慢性病毒性心肌炎，尤其是后者，常呈不显性发病。临床表现酷似 IDCM，但证实有活动性心肌炎者，CK-MB 及 cTnT 或 cTnI 水平增高，心肌核素显像呈炎症或坏死灶；
- 心内膜心肌活检进行组织学及免疫组织学检查，有淋巴细胞或巨噬细胞浸润，具有分子免疫学和病毒学的证据。

缺血性心肌病

患者有明确的严重冠状动脉病变,大多数心电图可见陈旧性心肌梗死的表现,部分患者的超声心动图可见节段性室壁运动不良,心脏MRI可见心肌延迟强化位于心内膜下区域或呈透壁性,沿冠状动脉供血范围分布。

其他继发性心肌病

大多数继发性心肌病,如酒精性心肌病、药物性心肌病的临床表现为扩张型心肌病,临床上需仔细排除可能的诱因。

治疗原则

积极对症治疗,如控制心力衰竭、纠正心律失常、抢救心源性休克等;改善心肌营养代谢及能量供应。

一般治疗

限制水、钠摄入,休息,减轻心脏负荷,控制呼吸道感染,改善自身免疫反应。

药物治疗

- ◆ 心力衰竭的治疗参见"慢性心力衰竭"章节。

- 抗心律失常治疗:
  - 心律失常既是 DCM 的常见合并症,又是致死因素。抗心律失常药物多具有负性肌力作用和致心律失常作用,尤其是在心肌电活动发生紊乱的情况下。
  - 目前首选的是Ⅲ类抗心律失常药物胺碘酮,该药负性肌力作用弱;β受体阻滞剂也可用于防治快速型心律失常(具体用药参见"抗心律失常"章节)。

器械治疗

具备适应证的患者可行 ICD 和(或)心脏再同步治疗(参见"慢性心力衰竭"章节)。

外科治疗

对终末期、重症心力衰竭药物治疗无效者可施行心脏移植手术。心室辅助治疗设备可作为心脏移植的准备步骤或替代治疗手段。

(韩晓宁)

第四节 限制型心肌病

是由于心肌或心内膜病变引起心室充盈严重受限的一类心肌病,分为原发性限制型心肌和(或)心内膜纤维化或心肌浸润性病变。

原发性限制型心肌病

有心肌心内膜纤维化与 Loffler 心内膜炎两种,早期心肌内嗜酸性粒细胞增多,之后发展为心内膜显著纤维化与增厚,易形成附壁血栓,心腔缩小,心室顺应性降低,心脏充盈受阻,心排血量减少,造成类似于缩窄性心包炎的病理生理改变。

本病主要发生在热带和亚热带,在我国南方有散发。

临床表现

起病缓慢,早期可有发热,逐渐出现乏力、头晕、气急。病变以左心为主者表现为气短,咳嗽,咯血,肺内啰音,心脏搏动减弱,心浊音界轻度增大,心音低钝,心率快,可闻及舒张期奔马律,颈静脉怒张,肝大,下肢水肿,腹水等。可有心包积液,常见脏器栓塞。

辅助检查

- ◆ 心电图:低电压,心房、心室扩大,束支传导阻滞,房颤,ST-T 改变,V_1、V_2 导联出现异常 Q 波。
- ◆ X 线胸片检查:心影增大,可见到内膜心肌钙化的阴影。
- ◆ 超声心动图:左、右心房扩大,右室心尖心内膜增厚、甚至心腔闭塞,形成僵硬变形的异常回声。心肌壁可增厚,心包一般不增厚,室壁运动减弱,病变累及瓣膜可引起二尖瓣或三尖瓣反流。
- ◆ CT 和 MR 较超声心动图对其诊断更有价值。
- ◆ 心室造影:心室腔缩小。
- ◆ 心导管检查:血流动力学异常类似于缩窄性心包炎:

—动脉压低于正常,脉压减小。
—左右心室舒张末压增高且相等或两心室压力差小于 0.53~0.67 kpa(4~5 mmHg),肺动脉压力轻度增高。心房压力图形呈 M 形或 W 形;右室压力图形呈平方根样改变,左室压力图形与右室相似。心输出量降低。

诊断和鉴别诊断

早期临床表现不明显,诊断较困难。症状出现后,依据各项检查可确诊。对于诊断困难者可行心室造影和心肌活检。临床需与缩窄性心包炎鉴别。

治疗

以对症治疗为主。有房颤时可选用 β 受体阻滞剂减慢心室率;对于水肿和腹水,给予利尿剂;由于心肌舒张受限,心腔缩小,过度利尿易导致低心排血量、低血压;需抗凝治疗防止血栓栓塞；手术切除纤维化增厚的心内膜；房室瓣受累者同时换瓣可有较好效果。

继发性浸润性心肌病

见于心肌淀粉样变、血色病、系统性硬皮病、结节病、糖原累积症、类肉瘤等。其中，心肌淀粉样变临床最常见。

第五节 继发性浸润性心肌病（心肌淀粉样变）

定义

来源于血浆蛋白亚单位的纤维样物质沉积于细胞外，可累及多种组织器官引起相应的病理改变。因这些纤维样物质与碘发生的反应与淀粉类似，故名为"淀粉样变"，心肌组织受累引起的心肌病称为心肌淀粉样变。

分类

目前发现多种蛋白亚单位可引起心肌淀粉样变，最常见的来源于三种蛋白成分。根据不同来源的蛋白成分，心肌淀粉样变可分为以下三类：

◆原发性心肌淀粉样变（AL型）：浆细胞来

源的细胞产生的大量单克隆免疫球蛋白轻链沉积于心肌组织。超过半数的心肌淀粉样变属于此型。
- 继发性心肌淀粉样变（AA型）：异常沉积的蛋白来源于血浆淀粉蛋白A的片段，血浆淀粉蛋白A多由慢性炎症反应产生，较少累及心肌组织。
- 家族性或老年性心肌淀粉样变：异常沉积的蛋白来源于变异或没有变异的转甲状腺素蛋白。

临床表现

- 心脏外表现

根据受累的组织器官不同，临床表现多样化，包括眶周、眼睑皮肤紫癜（浣熊眼）；舌体肥大；肾脏受累出现蛋白尿、肝脾大；消化道受累出现食欲下降、腹泻、消化道出血；周围神经痛等。

- 心脏表现

—心力衰竭：由于淀粉样物质沉积于心肌组织引起心肌肥厚，并且沉积的蛋白轻链本身对心肌细胞也有毒性作用，使心脏收缩及舒张功能严重受损，从而引起活动后气短、进行性呼吸困难，伴右心室压力升高的表现，早期有外周水肿、颈静脉怒张、肝淤血，晚期则出现胸腔积液、腹水。

—心绞痛：心脏小血管受累，可有典型的胸痛表现，而心脏大血管病变轻微。

—体位性低血压：由于心功能下降、水肿等原因引起有效循环血量不足以及外周神经淀粉样浸润引起血管张力调节能力下降，可出现严重的低血压，当体位改变时更加明显，严重时可引起晕厥。

—心律失常：淀粉样蛋白浸润心脏传导系统出现房室传导阻滞、房颤、室性心律失常。

—心脏血栓：原发性心肌淀粉样变常见，尤其是伴有房颤的患者。

—心包积液：多为少量心包积液，较少出现心脏压塞。

—猝死：淀粉样变患者发生猝死风险很高，猝死的原因多为电机械分离。

实验室及影像学表现

- ◆ 血、尿免疫固定电泳：在有些患者中可发现单克隆蛋白区带。
- ◆ 心电图：与其他心肌肥厚患者的心电图表现不同，淀粉样变患者心电图可表现为特征性的低电压，可出现类似于心肌梗死的图形。
- ◆ 超声心动图：心肌多为对称性增厚，偶可表现为非对称性肥厚引起左室流出道梗阻；沉积的淀粉样物质在超声上可表现为颗粒样回声增强；心脏收缩、舒张功能明显下降，可表现为限制性改变。
- ◆ 心导管检查：血流动力学异常同原发性限制型心肌病，但由于心脏收缩及舒张功能严重受损，导致肺动脉压力增高。
- ◆ 组织活检：受累组织（腹壁脂肪、肾、直肠、心内膜、骨髓）刚果红染色在偏光镜下呈苹果绿；免疫荧光可对沉积蛋白亚单位进行鉴别。心内膜活检敏感性可达100%。

诊断

有心力衰竭的临床表现，伴心脏外组织器官受累的表现，超声心动图显示心肌增厚，心电图却呈现低电压的特征，结合血、尿免疫固定电泳有单克隆蛋白区带，组织活检刚果红染色在偏光镜下呈苹果绿改变即可作出诊断。

治疗

- ◆ 心力衰竭的治疗
  - —袢利尿剂可部分改善心力衰竭的症状，但由于舒张功能明显降低，甚至表现为限制性改变，前负荷明显减少，因此，利尿剂需要在监测血压以及肾功能的情况下应用，避免出现低血压及肾前性肾功能恶化。
- —β受体阻滞剂、ACEI/ARB：这些可以改善心力衰竭患者预后的药物在心肌淀粉样变患者中应用可能进一步加重血压降低，没有证据表明这些药物会改善淀粉样变患者的预后；
- —地高辛：心肌上沉积的淀粉样物质可以和地高辛结合，增加洋地黄中毒的可能。

◆ 房颤的治疗
- —控制心室率：房颤患者的快速心室率可使心功能进一步恶化，可在严密监测下小剂量应用β受体阻滞剂或地高辛；可用胺碘酮维持窦性心律。
- —抗凝：鉴于淀粉样变患者发生栓塞事件的风险极高，需进行抗凝治疗，但同时由于淀粉样变患者出血风险也较高，并且部分淀粉样变患者同时伴有Ⅹ因子降低，所以要充分权衡栓塞及出血的风险。
- —ICD：由于淀粉样变患者猝死的原因多为电机械分离，所以淀粉样变患者ICD植入的获益可能并不明显。

◆ 原发病的治疗

主要针对浆细胞病变进行治疗，目的是阻止病变蛋白产生。对于一般情况较好的AL型淀粉样变患者，可以考虑马法兰＋地塞米松方案化疗或自体干细胞移植（ASCT）。

心功能 NYHA Ⅲ级或Ⅳ级患者是自体干细胞移植的禁忌证。

预后

原发性淀粉样变（AL型）患者中位生存期为 12～18 个月，若发现心脏受累，中位生存期约 6 个月。

（杨　洋　丁文惠）

第六节　甲状腺功能亢进性心肌病

定义

甲状腺功能亢进性（甲亢性）心肌病是甲状腺功能亢进（甲亢）时，甲状腺素对心脏的直接或间接作用所致的一种内分泌代谢紊乱性心肌病。可表现为心脏扩大、心功能不全、心房颤动、心绞痛甚至心肌梗死、病态窦房结综合征和心肌病等一系列心血管系统受损的疾病。

流行病学

发病年龄为 15～73 岁，占甲亢病人的 5%～

10%。引起心脏受累的甲亢病程最长达34年，最短仅有半个月，平均病程约10年，女性较男性病程长。

临床表现

最常见的表现为心律失常，以房性期前收缩多见，其次为心房颤动，并可见到心房扑动、阵发性室上性心动过速及房室传导阻滞。病程较长、病情严重的甲亢患者，由于高心排出量的影响，使心脏负荷加重，可致心脏增大。在心律失常和心脏增大的基础上可致心力衰竭。亚临床型甲亢患者也可出现心脏结构和功能的改变。

症状和体征

- 伴有甲亢的高代谢症状，如食欲增加，但体重减轻、怕热、多汗、腹泻、失眠、焦虑、突眼、胫前黏液水肿等。少数患者，尤其是老年人可不出现典型甲亢的症状和体征。
- 心律失常，包括窦性心动过速、房性期前收缩、阵发性房性心动过速、心房扑动、心房颤动。有5%～15%甲亢患者并发心房颤动，随年龄增长，其发生率升高。
- 心脏扩大和心力衰竭，久而未治的甲亢可引起心房和（或）心室扩大、心脏重量增加、心肌细胞肥大，这些改变在甲状腺功能恢复正常后可以改善或逆转。甲亢患者充血性心力衰竭的发生率约6%,年龄大于60岁、病程长者更易发生。

- 心绞痛和心肌梗死,甲亢性心脏病患者发生心绞痛较少,多为冠状动脉供血相对不足,以胸前或胸部沉重感多见,心肌梗死发病率低。
- 二尖瓣脱垂,甲亢患者闻及心前区喀喇音时,应高度怀疑二尖瓣脱垂的可能。

辅助检查

- 实验室检查:

  血清 T_3、T_4、FT_3、FT_4 等升高,TSH降低。^{131}I 检查可见吸碘高峰前移、峰值升高。

- 心电图

  可见各种心律失常,类似于肺性P波的改变和ST-T改变。

- X线胸片检查

  心脏扩大,心脏搏动有力。肺动脉段突出,心脏呈高动力型球形心。有长期心房颤动或心力衰竭者,可见心影增大。有严重心力衰竭时,心影向两侧扩大。

- 超声心动图

  可见心房、心室扩大,心脏运动处于高动力状态。

诊断标准

- 确诊为甲亢;
- 伴有1项或1项以上的心脏异常:包括心律失常、心脏扩大、心力衰竭、二尖瓣脱垂伴心脏病理性杂音;
- 排除其他原因引起的心肌病;
- 正规抗甲亢治疗后,心血管症状和体征基本消失。

鉴别诊断

冠心病

甲亢性心肌病患者,伴有心绞痛、心房颤动和心肌缺血样心电图改变时,常易被误诊为冠心病。因此,对于拟诊为冠心病的中、老年人,虽无典型或明显的甲亢征象,如有下列情况时,应进一步做有关甲亢方面的检查:

- 心绞痛、阵发心房颤动或心肌缺血的心电图改变,经扩张冠状动脉等药物治疗无明显好转。
- 长时间丧失劳动力之后发生心力衰竭。
- 有不可解释的进行性消瘦、腹泻或血脂明显降低者。
- 有代谢升高与交感神经兴奋的征象。

- 伴有甲亢的症状,如多汗、焦虑、兴奋、失眠(易被误诊为神经官能症的表现)以及周期性瘫痪或明显肌无力等。

特发性心房颤动

甲亢所致心房颤动(房颤)以 45 岁以上患者较多见;房颤多为快速型,心室率多>130 次/分;对洋地黄反应差,用一般抗心律失常药物无效。

治疗

控制甲亢

甲亢性心肌病的治疗关键在于早期诊断、尽快控制甲亢。对甲亢本身的治疗一般分为抗甲状腺药物治疗、放射性碘治疗和甲状腺次全切除术。

- 药物治疗
  —常用的药物有甲巯咪唑(他巴唑)、丙硫氧嘧啶、甲硫氧嘧啶,一般选用其中的一种,如:
  甲巯咪唑(他巴唑)30~45 mg/d,甲硫氧嘧啶或丙硫氧嘧啶 300~600 mg/d。在治疗中根据甲亢的症状,应适当调整药物剂量。当甲亢的症状被控制后,可将有效剂量改为适当的维持量。
- 放射性碘治疗
  —般原则为:

—对于甲亢性心脏病，尤其是伴有器质性心脏病的甲亢患者，为了防止复发，主张用放射性碘治疗；
—对于老年病患者，当抗甲状腺药物治疗效果不佳时，或病情较重时，可选用放射性碘治疗；
—对于曾一次或数次行甲状腺切除术，而甲亢复发的患者，放射性碘治疗更为合适；
—对于年龄较小，尤其是20岁以下的患者，以及孕妇或有甲状腺癌可能者，则不宜使用放射性碘治疗。

具体方法为：

首先用抗甲状腺药物治疗，待甲亢症状减轻，心功能基本恢复，停药4~7天后，给予放射性碘治疗，2周后酌情加用小剂量抗甲状腺药物，如：甲巯咪唑（他巴唑）15~30 mg/d，维持6~12个月。需要特殊指出的是，1次口服放射性碘后，6~8周内不应重复。

对症治疗

- ◆ β受体阻滞剂

  β受体阻滞剂可减慢心室率并改善症状，非 $β_1$ 选择性药物普萘洛尔更为适合，10~20 mg一次，每日3次。大剂量使用时（超过160 mg/d）可以阻断血循环中的 T_4 向 T_3 转变。

◆ 对于心房颤动、心力衰竭、急性冠脉综合征等并发症，应给予相应的治疗。甲状腺功能接近正常水平后，心房颤动的转复成功率明显提高。

预后

大多数甲亢性心肌病患者在甲亢治愈后心脏病变亦逐渐恢复，少数患者由于治疗过晚，病情迁延，使心脏病变不可逆转而遗留永久性心脏增大、心律失常或房室传导阻滞等。

（韩晓宁　张宝娓）

第七节　应激性心肌病

概述

应激性心肌病，又称为 Takotsubo 心肌病。临床表现类似于急性冠状动脉综合征，但其心室扩大及异常室壁运动具有可逆性，一般预后良好。2006 年美国心脏协会（AHA）关于心肌病的科学声明中将其分类为一种独立的心肌病，并正式命名为应激性心肌病。

流行病学

应激性心肌病的发生率占临床疑似急性心肌梗死患者的 1.5%～2.5%，女性更多见，在拟诊急性冠脉综合征的女性中其发生率可高达 7.5%～12%，发病率是男性的 6.5 倍。绝经后的中老年女性更常见。

临床表现

- 诱因：患者发病前常有强烈的精神或躯体应激，或由于其他躯体疾病发作或突然加重等诱发。应激距发病时间数分钟到数小时不等。
- 胸痛：出现类似于急性冠状动脉综合征的剧烈胸痛、胸骨后压榨感、呼吸困难和晕厥。
- 心力衰竭：部分患者以心力衰竭为首发症状，出现急性肺水肿、呼吸衰竭、心源性休克、心律失常、左室血栓形成的同时，可有频繁的短暂性脑缺血发作、脑梗死或肾梗死，并且可有致命性的左室破裂。

辅助检查

心电图：

- 心电图主要表现有 ST 段抬高（11%～70%）、ST 段压低（24%）、T 波倒置（82%～100%）、异常 Q 波（26%～45%）、QTc 延长（26%）和左束支传导阻滞（6%）等。
- 在急性期，多数患者出现胸前导联 ST 段抬高、QT 间期延长，部分患者可出现病理性 Q 波，恢复期常有 T 波倒置。
- 心电图的 ST 段抬高可维持数小时，病理性 Q 波可完全恢复，T 波倒置常持续数月之久，数月后心电图可以完全恢复正常。

实验室检查

- 心肌酶可正常或轻～中度升高，明显低于心肌梗死患者的水平，且升高的峰值水平多在入院时，不符合急性心肌梗死的动态演变规律；
- 大面积左心室功能失调而心肌酶只是有限升高，亦有助于与急性心肌梗死相鉴别。

影像学检查

（超声心动图、左心室造影、心脏磁共振成

像及心脏 CT 检查等）

- ◆ 典型特征为左心室心尖部及中段呈气球样膨出，运动明显减弱或消失或呈矛盾运动，而左心室基底部则代偿性运动增强；其运动减弱范围超过单支冠状动脉供血的区域，是发现和诊断应激性心肌病的重要依据之一。
- ◆ 部分患者可出现其他部位的室壁运动异常，其中，以心室中部的气球样变较常见。
- ◆ 冠状动脉造影一般正常。

治疗

- ◆ 对于急性期和慢性期患者，均建议使用 β 受体阻滞剂，同时有预防复发的作用。
- ◆ 对症给予支持治疗和针对心功能不全给予扩血管和利尿治疗。
- ◆ 对于严重血流动力学障碍者，可使用升压药、主动脉内球囊反搏、机械循环辅助装置来维持血流动力学稳定，参见"急性心肌梗死常见并发症的诊治"一节。

预后

- ◆ 应激性心肌病起病急骤，急性期可由于多器官功能衰竭、心源性休克、心室颤动、心室破裂而死亡。

- 急性期存活者的心功能及左心室运动异常一般在 7~30 天内迅速而完全地恢复。
- 部分患者可能有再次发作,年龄和性别与生存率无关。

预防

避免应激是主要的预防措施。

(褚松筠)

第八节 酒精性心肌病

概述

长期过量饮酒或间断酗酒引起扩张型心肌病的表现,称为酒精性心肌病(alcoholic cardiomyopathy,ACM)。1995 年世界卫生组织及国际心脏病学会联合会(WHO/ISFC)工作组专家委员会关于心肌病定义和分类的报告中,将酒精性心肌病列为特异性心肌病中过敏性和中毒反应所致的心肌病。

流行病学

起病隐匿,多发生于 30~55 岁的男性中,饮酒与心肌损伤的关系明确，女性比男性更容易患ACM，但女性患者的病情较男性患者轻。

发病机制

- 酒精主要通过损害心肌细胞膜完整性影响细胞器功能；
- 影响离子平衡使心肌细胞内钙离子超载；
- 对心肌的直接抑制作用，导致心肌免疫性损伤；
- 维生素 B 族缺乏，促进儿茶酚胺释放；
- 某些添加剂钴、铅等有毒物质引起中毒或心肌损害；
- 遗传等因素参与发病。饮酒量与心肌损伤程度平行。

临床表现

通常有 10 年以上过度嗜酒史，临床表现多样化，主要表现为心脏扩大、心功能不全和心律失常。

心脏扩大

- 可为最早的表现，常在体检、行 X 线胸片或超声心动图检查时偶然发现。心脏多呈普大型，伴有心力衰竭者室壁运动明显减弱，可伴有相对性瓣膜关闭不全。
- 早期病例治疗后心脏可于短期内迅速缩

小，晚期常难以恢复。

心功能不全

- 早期患者可无自觉症状，或仅表现为心悸、胸闷、疲乏无力等。
- 严重者全心衰竭，但以左心衰竭为主，出现呼吸困难、端坐呼吸及夜间阵发性呼吸困难等症状。
  亦可有颈静脉怒张、肝淤血、下肢水肿及胸腔积液等。
- 病情较轻者戒酒后常可好转，但再次饮酒后病情可再次加重。

心律失常

- 为本病的早期表现，心房颤动最多见，其次是心房扑动、频发室性期前收缩、房性期前收缩及心脏传导阻滞；同一种心律失常可反复发生。
- 由于心律失常多于周末或假日大量饮酒之后发生，故又称为"假日心脏综合征"。
- 酗酒者发生的猝死可能与心室颤动有关。

其他

- 不典型胸痛、血压改变，特别是舒张压增高，而收缩压正常或偏低；
- 累及神经系统、肝、骨骼肌等靶器官时出现相应的症状。

实验室检查

心电图

可有多种异常

- 左心室肥厚伴 ST-T 异常最常见；亦可见低电压；部分患者可见病理性 Q 波。
- 可有房性和室性心律失常、房室传导阻滞和室内传导阻滞等；以房性心律失常，特别是心房颤动最常见。
- 心肌自主神经功能受损导致心率变异性下降。

影像学检查

- X 线胸片检查：心影普遍增大，心胸比 > 0.55，合并心力衰竭时可有肺淤血、肺水肿甚至胸腔积液。随着治疗和戒酒，增大的心影可在短期内明显缩小。
- 超声心动图：主要为左心室重量增加，早期室间隔及左心室后壁轻度增厚，不伴有收缩功能减退，左心室舒张内径正常。
  出现充血性心力衰竭时，各房室收缩和舒张内径均增加，室壁运动减弱，LVEF 减低。
  超声心动图对早期诊断及判断预后有重要价值。
- 心室造影：可见左心室扩大，弥漫性室壁运动减弱，心室射血分数下降。
- 放射性核素 ^{111}In 标记的单克隆抗心肌抗

体检查：

在心功能恶化时放射性核素摄取量增加，而临床症状改善时摄取量减少。

其摄取量也与饮酒量密切相关，可对预后进行判断。

心肌心内膜活检

很难发现特异性改变，但线粒体和冠状动脉内壁水肿的发生率高，对诊断有一定的帮助。

诊断与鉴别诊断

目前尚无特异性的诊断方法及标准。

- 有大量饮酒史（纯乙醇量 125 ml/d，即啤酒 4 瓶或白酒 150 g），持续 10 年以上；或每天摄入 150 g 乙醇 5 年以上；
- 出现与扩张性心脏病相似的症状和体征；
- 能排除其他心脏病者应考虑本病；
- 戒酒 4~8 周，积极治疗后，上述病情迅速改善亦支持 ACM 的诊断。

应与原发性扩张型心肌病和维生素 B 缺乏性心脏病（脚气病性心脏病）鉴别。

治疗

戒酒

是治疗的关键。

- 病程早期即戒酒可使充血性心力衰竭的临床表现消除,心脏大小可恢复正常。
- 即使是心脏明显扩大伴有严重心力衰竭者,戒酒治疗仍可使预后得到改善。

心力衰竭的治疗

- 限制体力活动,低盐饮食及适当利尿治疗即可使心功能得到改善;
- 充血性心力衰竭的治疗方法同原发性扩张型心肌病,以利尿药、血管扩张药和 ACEI/ARB、β受体阻滞剂、洋地黄为主(参见慢性心力衰竭章节);
- 需注意纠正电解质紊乱,包括低血钾和低血镁。

心律失常的治疗

- 有单纯房性或室性期前收缩时,可不必处理;
- 出现快速性房性或室性心律失常时,应给予相应的抗心律失常药物治疗;
- 因儿茶酚胺在酒精致心律失常中起重要作用,故可首选β受体阻滞剂。

其他支持治疗

- 因酒精有抗凝作用,故应慎用抗凝剂。
- 当合并酒精性肝硬化、营养不良或维生素缺乏等并发症时,除戒酒外,还应给予高蛋白、高热量、低脂肪饮食，补充缺乏的维生素及微量元素等。

预后

- 优于扩张型心肌病，但决定预后的关键是早期诊断和戒酒；
- 早期戒酒后可使病情逆转，扩大的心脏可恢复正常；
- 晚期心力衰竭患者预后较差，死亡原因多为难治性充血性心力衰竭和严重心律失常。

（褚松筠）

第九节　围生期心肌病

概述

围生期心肌病是妊娠最后1个月至产后5个月内发生的收缩性心力衰竭，临床表现类似于其他病因所致的收缩性心力衰竭，但可能有较高的栓塞发生率。通过早期诊断及治疗，多数患者的心功能可于6个月内恢复，再次妊娠可能复发。死亡率较原发性扩张型心肌病高。

流行病学

总体发病率较低（平均 1/1485～1/4000），但世界各地差异很大，发展中国家尤其是非洲国家为高发地区。近年来，各地报道的发病率有逐年增加的趋势，但国内尚无确切的发病率流行病学资料。

危险因素

主要包括：黑色人种、高龄产妇（>30岁）、多产、肥胖、营养不良、妊娠期高血压等。

发病机制

确切的发病机制尚不明确，可能与病毒感染、炎症、自身免疫、妊娠时生理变化产生的异常血流动力学反应等有关。

临床表现

心力衰竭

- 以左心衰竭表现为主，早期主要为乏力、运动耐力下降、劳力性呼吸困难和水肿；后期可出现夜间阵发性呼吸困难或端坐呼吸、咳粉红色泡沫痰。
- 重者可继发右心衰竭，出现淤血性肝大、颈静脉怒张、肝-颈静脉回流征阳性、外周水肿及浆膜腔积液。

栓塞

50%患者伴有相应器官栓塞症状（特别是射血分数＜35%的患者），如心腔内附壁血栓形成可导致脑、肾、脾等重要脏器栓塞。

心脏扩大

- 查体发现心界扩大，心尖搏动弱而弥散，心音低钝，可闻及 S_3 奔马律，二尖瓣反流性收缩期杂音；
- 可有肺淤血及外周淤血体征，部分病人可有肺动脉高压的体征。

心律失常

- 各种心律失常如窦性心动过速、房性及室性期前收缩、房性及室性心动过速、心房扑动、心房颤动；
- 室性心动过速导致心脏骤停者也曾有过报道。

并发症

- 可并发急性肝衰竭、多器官功能衰竭。
- 围生期胎儿/婴儿并发症，如早产发生率高达 11%～50%，可出现低体重儿、胎儿宫内发育迟缓、胎死宫内等。

诊断

国外多采用 Hibbard 标准，诊断依据为：
- 发生于妊娠最后 1 个月或产后 5 个月内的心力衰竭；
- 既往无心脏病病史；
- 无其他明确的导致心力衰竭的原因；
- 超声心动图显示 LVEF<45% 和（或）左室短轴缩短率（LVFS）<30%，左室舒张末期内经（LVEDd）>5.0 cm 或 LVEDd>2.7 cm/m^2。

4 项标准须全部符合。

辅助检查

- 心电图：可见各种心律失常，部分可出现类似于急性心肌梗死的病理性 Q 波；
- X 线胸片：可提示心影扩大、肺淤血；
- 超声心动图：表现为心脏扩大、收缩功能异常。
- 实验室检查：血清肌钙蛋白 T 可升高，发病后连续 6 个月随访发现肌钙蛋白 T 水平与左室功能受损程度相关。
- 其他：血培养寻找病原微生物、心导管检查（包括心内膜心肌活检）寻找心肌病毒感染证据等。

治疗

心力衰竭的治疗

- 休息（严重病例发病早期要求卧床休息6~12个月）；
- 限制入液量，维持出入量负平衡，限钠摄入，2~4g/d；
- 适当有氧运动促进心功能改善；
- 标准药物治疗包括：利尿剂、β受体阻滞剂、血管扩张药、洋地黄等（用法用量参见"慢性心力衰竭"章节）；
应注意药物对妊娠、哺乳的影响。
- 部分患者长期左室功能极差，可能需要左室辅助装置以维持生命；
- 治疗无效病例需要心脏移植。

抗凝

由于围生期心肌病有较高的栓塞发生率，对于左室射血分数<35%者，建议给予肝素、华法林抗凝治疗。

病因治疗

对于心内膜心肌活检发现存在心肌炎证据

者，建议给予免疫抑制剂治疗。

产科治疗

- 出现心力衰竭时，在兼顾产科指征的情况下需考虑尽快终止妊娠，术中术后禁用麦角新碱和前列腺素类药物，以免加重心力衰竭症状，产后不宜哺乳。
- 再次妊娠有复发倾向，特别是产后经治疗心脏仍扩大者再次妊娠病死率高，应注意避孕。但口服避孕药有增加血栓栓塞的风险，应考虑应用其他方式避孕。

预后

- 研究表明，病死率可高达 18%～56%，但通过早期诊断及治疗，31.5% 的患者能够恢复正常的左室功能，而且在诊断后的 2～3 年内心功能仍在逐渐恢复。
- 左室射血分数低于 20%，左室舒张末期内径＞60 mm 者发生心脏事件的风险较普通患者高 3 倍，再次妊娠风险高，死亡率较高。死亡原因主要为栓塞、顽固性心力衰竭、严重心律失常等。
- 近年来，由于诊断及时、治疗水平整体提高，预后较前改善。

（褚松筠）

第十节 心动过速相关性心肌病

概述

心动过速性心肌病（tachycardia-induced cardiomyopathy，TIC）指由于快速的规则和（或）不规则性房性心律失常，或快速室性心律失常导致心脏收缩和（或）舒张功能不全性心力衰竭，控制心室率后心功能可以全部或部分恢复正常。

流行病学

TIC可发生于任何年龄，但发病率至今尚无统计数据，从心律失常到开始出现心力衰竭症状的时间从数月到数年不等。

发病机制

目前认为与心肌血流分布改变致心肌相对缺血（冠状动脉结构无异常）、钙调节和能量代谢异常、心肌收缩储备能力下降、神经体液激活、抗氧化和促氧化机制失衡等有关，但其确切机制尚不清楚。

诊断

- 有快速规则或不规则心室率（通常平均心室率超过 100 次/分），伴有不同程度的心脏扩大、二尖瓣反流、心室舒张末压增高、左室射血分数降低及有心力衰竭的临床表现，而治疗快速心律失常后左室功能有不同程度的改善时，应高度怀疑 TIC。
- 从快速心律失常到出现心功能异常的时间决定于基础心脏情况和对心动过速的反应，其表现可呈多样性，并导致诊断困难。

治疗

最佳的选择是恢复窦性心律，包括采用药物复律、电复律和进行射频消融治疗；其次是控制心室率，减少快速心室率对心功能的影响。

射频消融治疗

对于房室折返性心动过速、房室交界区折返性心动过速、房性心动过速、心房扑动、特发性室性心动过速、不适当的窦性心动过速等反复发作并继发 TIC 的患者，建议行射频消融治疗。

药物治疗

用于不能耐受手术、不愿接受手术或手术治疗无效的患者。

- 控制心律：对于没有缺血证据，心功能代偿的患者，可选用 I 类抗心律失常药物（具体用药参见"抗心律失常"章节）。
- 控制心室率的药物包括洋地黄类（针对心房扑动和心房颤动）、β受体阻滞剂和钙离子拮抗剂。
- 针对心功能不全选用 ACEI 或 ARBs、β受体阻滞剂、洋地黄、利尿剂等药物。

预后

完全性 TIC 患者的心功能在转复窦律或控制心室率后可完全恢复，而部分性 TIC 患者则受基础心脏疾病影响，心功能可能仅有部分恢复。心功能通常在转复窦律或控制心室率后 1 周内改善，绝大多数患者在 4~6 周改善程度最大，并在随后的 6~8 个月内进一步改善。

(褚松筠)

第十一节 致心律失常性右心室心肌病

概述

致心律失常性右心室心肌病（ARVC），旧时称为致心律失常性右室发育不良（ARVD），现以 ARVC/D 表示。右室心肌细胞被脂肪或纤维脂肪组织进行性取代，使心室弥漫性扩张、收缩运动减弱，室壁很薄时也称为"羊皮纸心"，可见于整个右室，也可有左室受累。是青年和运动员猝死的主要原因。

流行病学

ARVC/D 的发病率估计为 1/5000。发病年龄为 16～60 岁，但以 20～40 岁青壮年及运动员多见，男性明显多于女性，其比例为 2.7∶1。

发病机制

ARVC/D 是一种常染色体遗传性疾病，但有多种外显变异和不完全表达，可产生不同的临床表现。最近的研究表明 ARVC/D 是一种桥粒障碍性疾病，其病理特点为心肌细胞被纤维脂肪取代导致心室重构，ARVC/D 还与心肌退行性变、炎症、细胞凋亡以及心肌细胞转移分化等因素有关。

临床表现

以频繁发作的室性心动过速（室速）、猝死和心力衰竭为特征。

心律失常和猝死

- 典型的临床表现为起源于右室的心律失常、特别是反复发生持续或非持续性室速，劳累可诱发，甚至可以导致心源性猝死。
- 右心前导联的心电图可以出现 T 波倒置、超过 110 ms 的宽大 QRS 波和 ε 波，提示心室内冲动传导延缓。

心力衰竭

- 右室心肌进行性缺失可以导致右室弥漫性病变，最终引起右心衰竭的表现；
- 如病变累及左室，可发生类似于扩张型心肌病的充血性心力衰竭，同时，室性心律失常可表现为多源性，亦可致猝死。

诊断

2010 年修订标准如下（表）。

表 7-9-1 新的 ARVC/D 诊断标准

Ⅰ 整体和（或）局部运动障碍和结构改变
主要条件（二维超声）
右室局部无运动、运动减低或室壁瘤，伴有以下表现之一：
胸骨旁长轴（PLAX）＞32 mm
胸骨旁短轴（PSAX）＞36 mm
面积变化分数（FAC）≤33%

续表 7-9-1

主要条件（MRI）

右室局部无运动、运动减低或右室收缩不协调，伴有以下表现之一：

右室舒张末期容积（RVEDV/BSA）≥110 ml/m^2（男），≥100 ml/m^2（女）

或右室射血分数（RVEF）≤0.40

主要条件（右室造影）

右室局部无运动、运动减低或室壁瘤

次要条件（二维超声）

右室局部无运动或运动减低，伴有以下表现之一：

PLAX≥29 mm

PSAX≥32 mm

FAC≤40%

次要条件（MRI）

右室局部无运动、运动减低或右室收缩不协调，伴有以下表现之一：

RVEDV/BSA，>100 ml/m^2（男），>90 ml/m^2（女）

或 RVEF<0.45

Ⅱ **室壁组织学特征**

主要条件

至少一份活检标本形态学分析显示残余心肌细胞<60%（或估计<50%），伴有纤维组织取代右室游离壁心肌组织，伴或不伴脂肪组织取代心肌组织

次要条件

至少一份活检标本形态学分析显示残余心肌细胞为60%~75%（或估计为50%~65%），伴有纤维组织取代右室游离壁心肌组织，伴或不伴有脂肪组织取代心肌组织

Ⅲ **复极障碍**

主要条件

右胸导联T波倒置（V_1~V_3）[14岁以上，不伴完全性右束支传导阻滞（cRBBB），QRS波时限>120 ms]

续表 7-9-1

次要条件

V_1 和 V_2 导联 T 波倒置（14 岁以上，不伴 cRBBB），或 V_4、V_5 或 V_6 导联 T 波倒置

$V_{1\sim4}$ 导联 T 波倒置（14 岁以上，伴有 cRBBB）

Ⅳ 除极/传导异常

主要条件

右胸导联（$V_1 \sim V_3$）ε 波（在 QRS 波终末至 T 波之间诱发出低电位信号）

次要条件

在标准心电图无 QRS 波增宽，QRS 波时限<110 ms 的情况下，信号平均心电图至少 1/3 参数显示出晚电位：

QRS 波滤过时程≥114 ms

QRS 波终末低于 40 μV 部分（低电压信号）时限（LAS）≥38 ms

终末 40 ms 均方根电压≤20 μV

V_1 或 V_2 或 V_3 导联 QRS 波末端（包括 R 波初始、QRS 波终末）激动时间≥55 ms，无完全性左束支传导阻滞（cLBBB）

Ⅴ 心律失常

主要条件

持续性或非持续性 LBBB 型室性心动过速，伴电轴向上（Ⅱ、Ⅲ、aVF 导联 QRS 波负向或不确定，aVL 导联 QRS 波正向）

次要条件

持续性或非持续性右室流出道型室性心动过速，LBBB 型室性心动过速，伴电轴向下（Ⅱ、Ⅲ、aVF 导联 QRS 波正向或不确定，aVL 导联 QRS 波负向），或电轴不明确

Holter 显示室性早搏 24 h 大于 500 个

Ⅵ 家族史

主要条件

一级亲属中按照目前诊断标准有明确诊断为 ARVC/D 的患者

续表 7-9-1

一级亲属中有尸检或手术确诊为 ARVD/C 的患者

经评估明确患者具有 ARVC/D 致病基因的有意义的突变

次要条件

一级亲属中有可疑 ARVC/D 患者但无法证实,而就诊患者符合目前诊断标准

可疑 ARVD/C 引起的早年猝死家族史(<35岁)

ARVD/C 诊断标准:具备 2 项主要条件,或 1 项主要条件加 2 项次要条件,或 4 项次要条件;

临界诊断:具备 1 项主要条件和 1 项次要条件,或 3 项不同方面的次要条件;

可疑诊断:具备 1 项主要条件或 2 项不同方面的次要条件。

治疗

药物治疗、射频消融、植入心脏除颤器(ICD)和心脏移植。

药物治疗

主要为普罗帕酮、β 受体阻滞剂、索他洛尔、胺碘酮,单独或联合使用。β 受体阻滞剂为治疗快速室性心律失常的一线药物,索他洛尔较胺碘酮有效。

植入性心脏复律除颤器(ICD)

植入 ICD 的适应证:猝死高危患者(包括有心脏骤停病史、晕厥史、抗心律失常药物不能完全控制的恶性心律失常和家族中有 1 例以上猝死的 ARVC/D 患者)。

射频消融

对于药物治疗无效且没有条件植入 ICD 的重症患者,可考虑行射频消融治疗,但复发率高。

心脏移植

对于难治性充血性心力衰竭患者,心脏移植是唯一的治疗方法。

预防与筛查

对 ARVC/D 患者家庭的其他成员进行常规筛查将会降低早发猝死的发病率。

预后

家族史阳性、QRS 离散度≥40 ms、左室受累、V_1 导联 T 波倒置、年轻患者、有晕厥和心搏骤停史被认为是预后不良和猝死发生的主要危险因素。

(褚松筠)

第十二节 药物性心肌病

概述

药物性心肌病是指在接受某些药物治疗的患

者中，因药物对心肌的毒性作用，引起心律失常和心肌损害，产生类似于扩张型心肌病的表现。

临床表现

- ◆ 蒽环类药物引起的心脏毒性主要有三种不同的类型

  —急性或亚急性心肌损伤：给药数小时后可发生，主要表现为短暂的心律失常、心包炎、心肌炎综合征；或发生急性左心衰竭；这种情况较少见；

  —慢性心肌损伤
  - 多在化学治疗（化疗）1年内出现心脏损伤，其发病率依赖于药物的累积剂量。
  - 主要临床表现以扩张型心肌病和（或）充血性心力衰竭为特征，多为不可逆性改变。
  - 辅助检查可见心脏扩大，左室射血分数降低，并可迅速发展为全心衰竭，病死率高达30%～60%。

  —迟发性心肌损伤
  - 多发生在化疗结束后的几年，甚至十几年，主要包括迟发性心室功能障碍、充血性心力衰竭和心律失常。
  - 迟发性心肌损伤与药物的累积量呈正相关，独立的高危因素有低龄或老人、女性患者、心脏病史及联合纵隔放射治疗史。
- 抗精神病药物的心脏毒性作用主要表现为：各种心律失常、体位性低血压，以及心肌炎或心肌病造成的心力衰竭。

辅助检查

- 心电图：可见非特异性窦性心动过速、房性和室性期前收缩、低电压、QT 间期延长、ST-T 改变、高大的 U 波、病理性 Q 波等，严重时产生恶性室性快速性心律失常；
- 超声心动图：符合扩张型或肥厚型心肌病的表现，LVEF 降低，舒张功能减退；
- 心肌增强 MRI：心肌水肿以及心肌延迟强化提示心肌纤维化损伤；
- 实验室检查：血清心肌酶可升高，钠尿肽水平在心功能受损时升高；
- 心内膜活检：肌纤维丧失和肌浆网扩大合成肌浆性大空泡。

诊断

对于服用某些药物，如上述抗癌药、抗精神病和抗抑郁药之前无心脏病的证据，服药后出现心律失常、心脏增大和心功能不全的表现，不能用其他心脏病解释者，可诊断本病。

防治

- 严格掌握用药适应证是预防本病的关键;
- 若病情需要服用上述药物时,应定期做有关检查进行监测,包括:心电图、X线胸片、超声心动图和血清心肌酶学检测等;
- 一旦发现有心脏受损的迹象,应减量、停药或改用其他药物代替;
- 确诊为药物性心肌病者应停用有关药物;
- 应用心肌保护药物,如:右雷佐生、辅酶 Q_{10}、N-乙酰半胱氨酸等;
- 使用改善心肌营养和代谢的药物,如肌苷、维生素 B_1、维生素 B_6 和1、6-二磷酸果糖等;
- 针对心律失常、心功能不全可采取相应的对症支持治疗措施。

(褚松筠)

第八章 急性病毒性心肌炎

临床表现

一般来说，急性病毒性心肌炎可分为三个时期：病毒感染期、免疫反应期和重构修复期。三期临床表现有所不同，但也可重叠。临床表现变异很大，可无症状，也可表现为心律失常、心力衰竭，甚至循环衰竭。

- 约半数患者发病前1~3周有前驱病毒感染症状，亦可于病毒感染期就有心脏受累。
- 可有乏力、心悸、胸痛、呼吸困难、水肿、低血压、晕厥及心脏性猝死。
- 体检有与发热程度不平行的心动过速，可有心力衰竭或心源性休克的体征。

辅助检查

实验室检查

- 血清肌钙蛋白、心肌肌酸激酶（CK-MB）增高提示心肌损伤；
- 红细胞沉降率加快，C反应蛋白增加，提示存在活动性炎症。

X 线胸片检查

心影正常或扩大，可有肺淤血及肺水肿。

心电图

ST-T 改变和各型心律失常，特别是室性心律失常和房室传导阻滞等。合并心包炎时可有 ST 段抬高，严重心肌损害时可有病理性 Q 波。

超声心动图

可有节段性或弥漫性室壁运动减弱，左心室收缩和舒张功能减退，左心室增大或附壁血栓等。

同位素显像

平面心肌显像可见花斑样改变。铟[111]标记的抗肌球蛋白抗体显像可反映心肌坏死范围。

MRI

T2 相病变部位表现为高信号，增强后 T1 相表现为延迟强化且位于心肌中层，呈非缺血节段分布。

心肌活检

可见炎症浸润以及与此相关的心肌细胞坏死或损伤。可检测心肌内病毒、病毒抗原、病毒基因片段或病毒蛋白。

诊断

以下四条标准
- 具有相关的临床表现；
- 心肌结构或功能异常（除外心肌缺血）：包括超声心动图；肌钙蛋白增高；铟^{111}标记的抗肌球蛋白抗体显像阳性；
- MRI 检查阳性；
- 心肌活检阳性。

如果满足两条标准，提示心肌炎；满足三条标准，考虑心肌炎；满足四条标准，心肌炎诊断可靠性较高。

鉴别诊断

应除外β受体功能亢进症、甲状腺功能亢进症、二尖瓣脱垂综合征、风湿性心肌炎、中毒性心肌炎、冠心病、结缔组织病、代谢性疾病及克山病（地方性心肌病）等。

治疗原则

- 休息和支持治疗：应用如辅酶 Q10（10 mg 一次，3 次/日）等营养心肌药物。
- 心力衰竭时使用利尿剂、血管扩张剂等。如不能控制，应使用正性肌力药、IABP

及左室辅助装置。血流动力学稳定后应考虑使用抗重构的药物治疗,包括 ACEI/ARB、β 受体阻滞剂和醛固酮受体拮抗剂。

- 对于快速心律失常者,采用抗心律失常药物。高度房室传导阻滞或窦房结功能损害时可使用临时起搏器。
- 伴血流动力学异常者,如常规治疗不能控制,应考虑进行免疫治疗。包括使用糖皮质激素、硫唑嘌呤、丙种球蛋白、干扰素,进行免疫吸附和免疫调节等。
- 心脏移植。

第九章 心力衰竭

概述

心力衰竭是一种复杂的临床综合征,是由于任何原因的心肌损伤(如心肌梗死、心肌病、心肌炎)或血流动力学负荷过重,引起心脏结构和功能改变,导致心室泵血功能和(或)充盈功能受损。神经体液系统被激活,尤其是交感神经系统和肾素-血管紧张素-醛固酮系统的激活促进了心力衰竭的发生和进展。

流行病学

美国每年55万人新诊断为心力衰竭,65岁以上人群中心力衰竭的发病率为10/1000。中国35~74岁人群中心力衰竭的发病率为0.9%,且随年龄增加,发病率显著升高。有心力衰竭临床症状的患者5年存活率与恶性肿瘤患者相似。

临床表现

◆ 左心衰竭:主要表现为由肺淤血和心输出

量下降导致的呼吸困难和乏力。
- 由轻至重表现为：劳力性呼吸困难，夜间阵发性呼吸困难及端坐呼吸。可伴咳嗽、咯血、咳粉红色泡沫痰。
- 乏力、头晕、少尿及肾功能损害。
- 查体可发现患者不能平卧，呼吸急促，口唇、皮肤发绀，双肺底闻及细湿啰音，心脏扩大，心动过速，S_1减弱，心尖部奔马律，P_2亢进，交替脉等。

◆ 右心衰竭
- 主要表现为由体循环淤血所致的腹胀、恶心、食欲缺乏、体重增加。
- 查体可见颈静脉充盈或怒张，肝大，肝-颈静脉回流征阳性，胸腔积液或腹水，腰骶部及下肢水肿。

◆ 全心衰竭：左心衰竭及右心衰竭同时存在。左心衰竭可导致肺动脉高压及右心衰竭。

第一节　慢性收缩性心力衰竭

定义

收缩性心力衰竭是指心肌收缩力下降使心排血量不能满足机体代谢的需要，器官、组织灌注不足，同时出现肺循环和（或）体循环淤血的表现。

常见病因

- 冠心病，陈旧性心肌梗死，缺血性心肌病；
- 高血压；
- 心脏瓣膜病（如二尖瓣、主动脉瓣关闭不全）；
- 扩张型心肌病、炎症性心肌病、心肌代谢障碍性疾病（如酒精性心肌病，糖尿病心肌病）。

心功能不全的程度判断

纽约心脏病学会（NYHA）心功能分级

Ⅰ级：体力活动不受限，日常活动无心力衰竭症状；

Ⅱ级：体力活动轻度受限，日常活动出现呼吸困难、乏力等心力衰竭症状；

Ⅲ级：体力活动明显受限，低于日常活动即出现上述心力衰竭症状；

Ⅳ级：体力活动完全受限，休息时出现心力衰竭症状。

NYHA 分级视患者的临床情况及症状而发

生变化,左室射血分数(LVEF)与心功能分级并不一致。

6分钟步行试验

6分钟步行试验可用于评估患者的运动耐力及心功能,并可提供独立的预后信息,协助指导心力衰竭患者的治疗。

根据美国卡维地洛研究设定的标准:6分钟步行距离<150米为重度心力衰竭;150~450米为中度心力衰竭;>450米为轻度心力衰竭。

6分钟步行距离<300米,提示预后不良。

辅助检查

心电图

显示心肌肥厚、心室扩大、心肌梗死/缺血、心律及电传导异常(QRS波形态及宽度改变)。

X线胸片检查

显示心影大小、肺淤血、肺水肿,提供基础心肺疾病信息。

超声心动图

了解心脏结构(房室大小、几何形态、心肌质量),评估室壁运动及心脏功能,区别收缩功能不全和舒张功能不全;估测肺动脉收缩压;评估瓣膜功能；并可提供心力衰竭的预后信息，协助指导治疗，评估治疗效果。

心力衰竭标志物

脑钠肽（BNP）及 N 末端脑钠肽前体（NT-proBNP）可用于心力衰竭的诊断及鉴别诊断、危险分层及预后评估。

对于有临床症状的患者，排除心力衰竭的参考值为 BNP＜100 pg/ml 或 NT-proBNP＜300 pg/ml。

常规实验室检查

- 血常规、尿液分析、电解质（包括钙和镁）、尿素氮、血肌酐、肾小球滤过率、肾早损指标、空腹血糖（糖化血红蛋白）、肝功能及胆红素检查、血脂及甲状腺激素。
- 心肌肌钙蛋白升高可出现于心肌梗死、心肌缺血、肾功能不全及严重心力衰竭的患者中。

特殊检查

- 超声心动图不能提供完整的诊断信息时可考虑行心脏磁共振检查。
- 合并心绞痛且拟行血运重建治疗的患者应行冠脉造影检查。
- 合并冠心病的患者可考虑行核素心肌显像、负荷超声心动图或心脏磁共振检查，以评估是否存在心肌缺血及存活心肌。

- 拟行心脏移植或心室辅助治疗的患者应行心导管检查。

治疗

一般治疗

去除诱因，限盐，休息，吸氧，监测体重及出入量。

药物治疗

降低心力衰竭患者住院率及死亡率的药物

包括血管紧张素转化酶抑制剂、β受体阻滞剂及醛固酮受体拮抗剂。建议在所有 LVEF≤40% 的患者中联合使用血管紧张素转化酶抑制剂和β受体阻滞剂（表 9-1-1）。

- 血管紧张素转化酶抑制剂（angiotensin-converting enzyme inhibitor，ACEI）
  - 使用前需检测肾功能及电解质，Scr≤221 μmol/L（2.5 mg/dl）或 eGFR≥30 ml/(min·1.73 m^2)，且血钾正常时方可使用。
  - 从小剂量起始，每 2～4 周（或视个体化情况）逐渐递增，直至达到目标剂量或最大耐受剂量并长期使用。
  - 主要的不良反应包括肾功能恶化、高钾血症、症状性低血压、刺激性干咳。如发生血管神经性水肿，应终身避免使用ACEI类药物。
- 治疗后1～2周内应监测血压、血钾和肾功能，以后定期复查。
- 因咳嗽而不能耐受ACEI的患者，可选用血管紧张素受体拮抗剂替代。

◆ β受体阻滞剂
- 需在临床情况相对稳定、无明显液体潴留、利尿剂维持在合适剂量的患者中尽早开始使用。
- 近期心力衰竭失代偿的患者如不依赖静脉强心药物，在医院内观察至少24小时，可考虑谨慎加用β受体阻滞剂。
- 推荐使用的β受体阻滞剂包括琥珀酸美托洛尔、比索洛尔和卡维地洛。
- 必须从小剂量开始，严密监测心率、血压、体重、液体潴留情况及有无心力衰竭加重表现，缓慢滴注（每2～4周增加剂量），直至达到目标剂量或最大耐受剂量并长期使用。
- 主要的不良反应包括低血压、心力衰竭恶化及严重的心动过缓。
- 心力衰竭加重的患者可减量使用β受体阻滞剂，休克或严重低灌注的患者应暂时停用。

◆ 醛固酮受体拮抗剂（mineralocorticoid receptor antagonist，MRA）

- 对于已使用 ACEI（或 ARB）及 β 受体阻滞剂治疗的 LVEF<35% 的患者，如症状持续存在（NYHA Ⅱ~Ⅳ级），应联合使用醛固酮受体拮抗剂。
- 使用前需检测肾功能及血钾，当 Scr≤221 μmol/L（2.5 mg/dl）或 eGFR≥30 ml/(min·1.73 m^2)，且基线血钾<5.0 mmol/L 时方可使用，避免联合使用保钾利尿剂及补钾药物，老年患者更需谨慎。
- 开始治疗后 1 周及 4 周复查肾功能及电解质，以后需定期复查。4~8 周后逐渐增加剂量，直至达到目标剂量或最大耐受剂量。
- 主要的不良反应包括高钾血症、肾功能恶化及乳腺增生。

可降低心力衰竭患者住院率，但在降低死亡率上证据不足的药物

包括血管紧张素受体拮抗剂、伊伐布雷定、地高辛、肼屈嗪和硝酸异山梨酯等。

- ◆ 血管紧张素受体拮抗剂（angiotensin receptor blocker，ARB）
  - LVEF≤40% 的患者如因咳嗽无法耐受 ACEI 类药物，可使用 ARB 替代，患者需同时接受 β 受体阻滞剂及 MRA 治疗。
  - 对于已接受 ACEI 及 β 受体阻滞剂治疗

的 LVEF≤40% 的患者，如症状持续存在（NYHA Ⅱ～Ⅳ级）但不能耐受 MRA，可考虑联合 ARB 治疗。

◆ 伊伐布雷定
— 是窦房结 If 通道阻滞剂，唯一的药理学作用为减慢窦性心律患者的心室率。
— 对于 LVEF≤35%，已接受 β 受体阻滞剂、ACEI（ARB）及 MRA 治疗但症状持续存在（NYHA Ⅱ～Ⅳ级），且为窦性心律，心率≥70 bpm 的患者，可考虑应用伊伐布雷定。

◆ 地高辛
— 对于合并心房颤动的有症状的心力衰竭患者，可在应用 β 受体阻滞剂的基础上联合地高辛控制心室率。
— 对于 LVEF≤45% 的窦性心律患者，如已接受规范的降低心力衰竭死亡率的药物治疗，但症状仍存在（NYHA Ⅱ～Ⅳ级），可考虑加用地高辛来降低心力衰竭患者的住院率。
— 地高辛的常规用量为 0.125～0.25 mg qd，70 岁以上、肾功能下降或低体重的患者应减量使用。
— 地高辛可导致心律失常的发生，尤其在低血钾时，需监测肾功能及电解质情况，并定期监测血药浓度，推荐范围为 0.5～1.0ng/ml。

◆ 硝酸酯类药物

作为血管扩张剂,硝酸异山梨酯能改善患者的劳力及夜间呼吸困难,改善活动耐力,主要的不良反应为头痛及低血压。

表 9-1-1 治疗药物的使用剂量

	开始剂量(mg)	目标剂量(mg)
ACEI		
卡托普利	6.25 tid	50 tid
依那普利	2.5 bid	10～20 bid
赖诺普利	2.5～5.0 qd	20～35 qd
雷米普利	2.5 qd	5 bid
群多普利	0.5 qd	4 qd
福辛普利	5～10 qd	40 qd
培哚普利	2 qd	4～8 qd
贝那普利	2.5 qd	5～10 bid
β受体阻滞剂		
比索洛尔	1.25 qd	10 qd
卡维地洛	3.125 bid	25～50 bid
琥珀酸美托洛尔缓释片	11.875～23.75 qd	190 qd
ARB		
坎地沙坦	4～8 qd	32 qd
缬沙坦	40 bid	160 bid
氯沙坦	50 qd	150 qd
MRA		
依普利酮	25 qd	50 qd
螺内酯	10 qd	20 qd

利尿剂

利尿剂对心力衰竭患者死亡率的作用尚不明确,但可以改善患者的呼吸困难及水肿。不管 LVEF 如何,只要存在循环淤血,均可使用利尿剂(表 9-1-2)。

- ◆ 利尿剂应与 ACEI、β 受体阻滞剂联合应用。
- ◆ 小剂量开始,逐渐加量,达到干体重后以最小有效量长期维持,需根据液体潴留情况及每日体重变化随时调整剂量。
- ◆ 肾功能下降的患者使用噻嗪类药物利尿效果不佳,袢利尿剂作用更强,对于难治性水肿的患者,两者可联合使用。
- ◆ 长期服用利尿剂时,应严密观察不良反应(如电解质紊乱、低血压及肾功能不全)。

表 9-1-2 利尿剂的使用剂量

	开始剂量 (mg/d)	通常日剂量 (mg/d)
袢利尿剂		
呋塞米	20~40	40~240
布美他尼	0.5~1	1~5
托拉塞米	5~10	10~20
噻嗪类利尿剂		
苄氟噻嗪	2.5	2.5~10
氢氯噻嗪	25	12.5~100
美托拉宗	2.5	2.5~10
吲达帕胺	2.5	2.5~5

续表 9-1-2

保钾利尿剂	开始剂量 (mg/d)		通常日剂量 (mg/d)	
	联合 ACEI/ARB	未联合 ACEI/ARB	联合 ACEI/ARB	未联合 ACEI/ARB
螺内酯	10	20	20	20~40
依普利酮	12.5~25	50	50	50~100
阿米洛利	2.5	5	5~10	10~20
氨苯喋啶	25	50	100	200

不推荐使用的药物

- 他汀类药物目前缺乏使患者获益的证据。
- 噻唑烷二酮类、钙离子拮抗剂（除氨氯地平及非洛地平外）、非甾体类消炎药和COX-2 抑制剂可加重心力衰竭。
- 在 ACEI 及 MRA 的基础上联合使用 ARB 类药物可导致肾功能恶化及高钾血症，不推荐使用。

非药物治疗

埋藏式心脏转复除颤仪（implantable cardioverter-defibrillator，ICD）

ICD 能降低心力衰竭患者室性心律失常导致的猝死风险，提高生存率。

- 作为二级预防：ICD 推荐用于猝死生还者，以及导致血流动力学紊乱的室性心律失常且预计生存时间在 1 年以上的患者。

- 作为一级预防：如心力衰竭患者（急性心肌梗死40天后或非缺血性心脏病）经过3个月以上的最佳药物治疗，仍存在症状（NYHA Ⅱ～Ⅲ级），LVEF≤35%，预计生存时间在1年以上，可考虑植入ICD。
- 对于NYHA Ⅳ级的难治性心力衰竭患者，如不准备接受心脏再同步化治疗、左室辅助装置或心脏移植，不推荐使用ICD（预期寿命短，更易死于泵衰竭）。

心脏再同步化治疗（cardiac resynchronization therapy，CRT）

又称为双心室起搏治疗，按照一定的房室间期和室间间期顺序发放刺激，实现正常的心房、心室电激动传导，恢复房室、左右室间和左室室内运动的同步性，可缓解症状，提高生活质量，改善心功能及活动耐力，降低心力衰竭患者的再住院率及死亡率。

适应证：
- 对于窦性心律、有症状性中重度心力衰竭患者，经最佳药物治疗后，心功能为NYHA Ⅲ～Ⅳ级，LVEF持续降低≤35%，心电图呈左束支传导阻滞图形，QRS时限≥120 ms，预计生存时间在1年以上时，推荐行CRT或CRT-D治疗。如QRS时限≥150 ms，无论QRS波形态如何，也可考虑行CRT或CRT-D治疗。

- 对于窦性心律的有症状性轻中度心力衰竭患者，经最佳药物治疗后，心功能为 NYHA Ⅱ级，LVEF 持续降低≤30%，心电图呈左束支传导阻滞图形，QRS 时限≥130 ms，预计生存时间在 1 年以上时，推荐行 CRT（最好是 CRT-D）治疗。如 QRS 时限≥150 ms，无论 QRS 波形态如何，也可考虑行 CRT（最好是 CRT-D）治疗。
- 对于心房颤动患者，如具有常规起搏适应证，且心功能 NYHA Ⅲ～Ⅳ级，LVEF≤35%，无论 QRS 波宽度如何，可考虑植入 CRT，以降低心力衰竭患者的恶化率。

外科治疗

外科手术

- 重度主动脉瓣病变患者及有症状的瓣膜性心脏病心力衰竭患者应考虑接受瓣膜手术治疗。
- 合并冠心病的心力衰竭患者应考虑行血运重建治疗（视情况选择介入治疗或冠脉旁路手术）。

心室辅助装置（ventricular assist device，VAD）

是将血液由心脏引出，直接泵入动脉系统，部分或全部代替心室做功的人工机械装置。可分

为左室辅助装置、右室辅助装置及双心室辅助装置。可用于:

- ◆ 急性重症心肌炎患者心功能恢复前的辅助治疗;
- ◆ 心脏移植前的过渡治疗及终末替代治疗。

VAD 长期应用会增加感染、血栓等并发症的发生风险。

体外膜肺氧合支持疗法(extracorporeal membrane oxygenation,ECMO)

是将血液从体内引到体外,经膜肺氧合再用泵将血液灌入体内,可提供较长时间的呼吸和循环支持,为心肺功能的恢复赢得时间。用于:

- ◆ 心脏手术后无法脱离体外循环的患者;
- ◆ 心肌梗死、重症心肌炎继发心源性休克的患者;
- ◆ 亦可作为心脏停搏后心肺复苏的一项辅助治疗。

ECMO 的主要并发症为栓塞、出血及置管远端的肢体缺血。

心脏移植

心脏移植适用于经内外科常规治疗无效的终末期心脏病患者,且无不可逆性重度肺动脉高压,或肺血管阻力≤6 wood。心脏移植的主要问题是供体心脏短缺及移植排斥。

心力衰竭的分期及治疗措施

心力衰竭的分期完善了 NYHA 心功能分级，客观地反映了疾病发生及进展的过程，并强调了心力衰竭的预防。

阶段 A

指心力衰竭的高危人群，包括：高血压病、冠心病、糖尿病、肥胖、代谢综合征患者等，但目前尚无心力衰竭的症状。应积极控制危险因素和治疗原发病，包括：

- 控制血压、血糖、血脂，戒烟、酒；
- 对于室上性心律失常患者，控制心室率或恢复窦性心律；
- 避免使用心脏毒性药物；
- 纠正甲状腺功能异常；
- 在高危的糖尿病或高血压患者中可应用 ACEI 或 ARB 类药物。

阶段 B

指已进展为结构性心脏病，但没有心力衰竭的症状和体征。如既往心肌梗死、LVEF 下降、左室肥厚、无症状性心脏瓣膜病患者。这一阶段相当于无症状性心力衰竭，或 NYHA Ⅰ级。治疗的关键是延缓心肌重构，措施包括：

- 阶段 A 的全部措施；
- 心肌梗死后患者应接受 ACEI 及 β 受体阻

滞剂治疗，不能耐受 ACEI 时，可使用 ARB 替代；
- 具备适应证的冠心病患者应接受血运重建治疗；
- 严重瓣膜狭窄或关闭不全的患者应考虑行瓣膜手术治疗；
- 不推荐使用营养心肌的药物；
- LVEF 下降的患者如为窦性心律且无心力衰竭的症状不需应用地高辛。
- 具备适应证的患者可考虑行 ICD 治疗。

阶段 C

指既往或目前存在心力衰竭的症状伴结构性心脏病的患者。包括 NYHA Ⅱ、Ⅲ级和部分Ⅳ级患者。治疗包括：
- 阶段 A、B 的措施；
- 应常规使用利尿剂、ACEI 及 β 受体阻滞剂；部分患者需接受醛固酮受体拮抗剂、地高辛、肼屈嗪及硝酸酯类药物；
- 具备适应证的患者可考虑行 CRT 及 ICD 治疗。

阶段 D

包括难治性心力衰竭，经积极强化药物治疗后，休息时仍有症状，需要特殊干预者。包括因心力衰竭反复住院及应用心脏机械辅助装置者，也包括部分 NYHA Ⅳ级患者。治疗包括：

- 阶段 A、B、C 的措施；
- 可应用以下特殊手段：左室辅助装置、持续静脉滴注正性肌力药物、血液透析、心脏移植、试验性治疗等。

预后

影响心力衰竭患者预后的因素包括：
- LVEF 降低、NYHA 分级增加；
- BNP 或 NT-proBNP 水平升高；
- 静息时心动过速、QRS 波增宽；
- 最大运动摄氧量下降；
- 持续低血压；
- 低钠血症、血细胞比容减少、肾功能不全；
- 无法耐受标准治疗方案；
- 难治性容量负荷增加。

心力衰竭治疗流程图

见图 9-1-1。

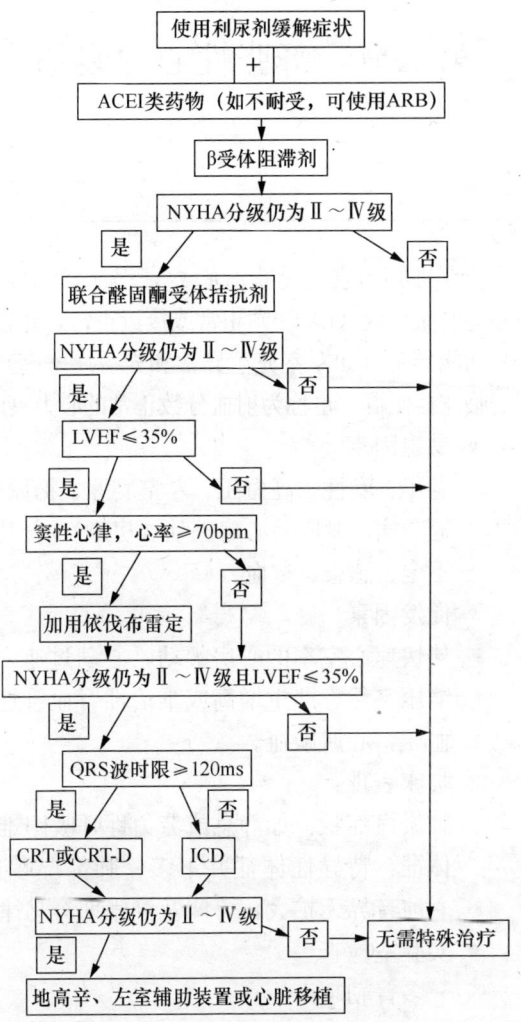

图 9-1-1　心力衰竭治疗流程图

(刘　琳　丁文惠)

第二节 舒张性心力衰竭

定义

舒张性心力衰竭是指有心力衰竭症状和体征,左心室射血分数(LVEF)正常或接近正常,并且有舒张功能异常(如左室充盈异常和充盈压增高)证据的临床症候群。也称为射血分数正常的心力衰竭。

- ◆ 易患因素

  老年、女性、高血压、左室肥厚、糖尿病、冠心病、肥胖、心房颤动(房颤)、肾功能不全、感染、贫血。

- ◆ 促发因素

  伴快速心室率的心房颤动,心动过速,收缩压突然、严重增高或难治性肾血管性高血压,心肌缺血。

  临床表现:

  肺淤血症状:如静息或劳力性呼吸困难。

  体征:特异性体征并不多,肺部湿啰音;心浊音界无扩大,可闻及舒张期奔马律。

- ◆ 实验室检查

  —多普勒超声检查:

  左室内径正常或减小,可有左房增大,左室肥厚;左室舒张期充盈指标异常,LVEF 正常;肺动脉压增高。

—生化标志物:
BNP 或 NT-proBNP 水平升高。

诊断

符合下列条件可作出诊断:
- 有充血性心力衰竭的症状和体征;
- 正常或轻度异常的左心室收缩功能(LVEF >45%);
- 左心室大小正常,并且无瓣膜疾病,有左心室舒张功能不全的证据。

治疗

目前还没有临床研究和临床随机对照试验结果证明存在特别有效的治疗方案和药物,因此,仍然根据其发病机制和经验选择治疗方法。

一般治疗原则

- 控制收缩压和舒张压;
- 控制心房颤动患者的心室率;
- 应用利尿剂和硝酸盐类控制肺淤血和肺水肿;
- 对于缺血对舒张功能产生不良作用的冠心病患者,施行血运重建治疗。

治疗措施

- ♦ 按照目前指南的推荐控制高血压达标
  —选择能够逆转左心室肥厚、改善舒张功能的药物，如 ACEI 或 ARBs；
  —根据血压可联合应用 CCB、β 受体阻滞剂（见"高血压"章节）。
- ♦ 静脉应用呋塞米和硝酸甘油改善肺淤血和肺水肿（用法参见"收缩性心力衰竭"章节），但利尿不宜过度，以避免前负荷过度降低而导致低血压和组织低灌注。
- ♦ 慢性心房颤动患者首选 β 受体阻滞剂减慢心率，延长心室充盈期。控制心室率在活动时 70~80 次/分。
- ♦ 适合转复的心房颤动患者应转复并维持窦性心律（见"心房颤动"章节）。
- ♦ 不推荐将地高辛用于舒张性心力衰竭患者。
- ♦ 冠心病患者如有缺血症状或可证实有心肌缺血，应考虑行血运重建治疗。抗缺血药物首选 β 受体阻滞剂、硝酸酯类（见"冠心病"章节）。

治疗中需要注意的问题

- ♦ 左心室腔小、僵硬度高的患者对过度降低前负荷特别敏感，易导致低心排血量和低血压，应用利尿剂或血管扩张剂如硝酸盐、二氢吡啶类 CCB 和 ACEI 时必须谨慎。
- 治疗中需要关注有无心室充盈不足的临床症状，如无力、头晕、近似晕厥和晕厥。

（丁文惠）

第三节 急性心力衰竭

定义

急性心力衰竭是指急性发作或加重的左心功能异常导致心排血量骤降、肺循环压力突然升高、周围循环阻力增加，引起肺循环充血而出现急性肺淤血、肺水肿，并可伴组织器官灌注不足和心源性休克的临床症状，常危及生命，需紧急处理。

急性心力衰竭可以突然起病或在原有慢性心力衰竭的基础上急性加重，大多数患者表现为收缩性心力衰竭，也可表现为舒张性心力衰竭。

- 常见病因：
  冠心病、高血压、心脏瓣膜病、心肌病、急性重症心肌炎、围生期心肌病、甲状腺功能亢进或甲状腺功能减退症、药物所致的心肌损伤与坏死等。

促发急性心力衰竭的常见诱因和（或）并发疾病

- 急性冠脉综合征；
- 高血压急症；
- 快速心律失常或严重缓慢心律失常；
- 急性肺栓塞；
- COPD/哮喘恶化；
- 肾衰竭；
- 感染；
- 外科围术期（如过多/过快补液、失血等）；
- 贫血；
- 低蛋白血症；
- 药物治疗或饮食控制缺乏依从性；
- 医源性（如处方非类固醇或类固醇药物）。

临床表现

肺淤血

劳力性呼吸困难、夜间需高枕位、夜间卧位干咳或夜间阵发性呼吸困难等；体检可发现左心室增大、闻及舒张早期或中期奔马律、P_2亢进、两肺尤其是两肺底闻及湿啰音，也可闻及哮鸣音。

急性肺水肿

突发严重呼吸困难、端坐呼吸、烦躁不安并

有恐惧感，呼吸急促，可达 30~50 次/分；频繁咳嗽并咳出大量粉红色泡沫痰；听诊心率快，心尖部常可闻及奔马律；两肺满布湿啰音和哮鸣音。

心源性休克

- 收缩压持续降低至 90 mmHg 以下，或原有高血压的患者收缩压降低≥60 mmHg，且持续 30 分钟以上。
- 组织低灌注状态
  —皮肤湿冷；
  —心率>110 次/分；
  —尿量显著减少（<20 ml/h），甚至无尿；
  —意识障碍，常有烦躁不安、焦虑、恐惧和濒死感；严重低血压（<70 mmHg）时，神志恍惚、表情淡漠、反应迟钝，渐发展至意识模糊甚至昏迷。
- 血流动力学障碍
  肺毛细血管楔压（PCWP）≥18 mmHg，心脏排血指数（CI）≤2.2L/(min·m^2)
- 低氧血症和代谢性酸中毒。

实验室辅助检查

心电图

可提供许多重要信息，包括心肌缺血、陈旧性心肌梗死、心肌肥厚、心室扩大、心律失常的类型及其严重程度等。

X 线胸片

可显示肺淤血的程度和肺水肿,如出现肺门血管影模糊、肺门蝶形影,甚至弥漫性肺内大片阴影等。还可根据心影增大及其形态改变,评估基础或伴发的心脏和(或)肺部疾病等。

超声心动图

可了解心脏的结构和功能、心瓣膜状况、心包病变、急性心肌梗死的机械并发症以及室壁运动;

可测定左室射血分数和容积,以及舒张功能相关的数据。超声多普勒成像可间接测量肺动脉压等。

动脉血气分析

常显示低氧血症,休克患者可出现严重低氧血症伴代谢性酸中毒。

心力衰竭标志物

B 型利钠肽(BNP)及其 N 末端 B 型利钠肽原(NT-proBNP)有助于心力衰竭的诊断与鉴别诊断:
- BNP<100ng/L 或 NT-proBNP<400ng/L,心力衰竭可能性很小,其阴性预测值为 90%;
- BNP>400ng/L 或 NT-proBNP>1500ng/L,心力衰竭可能性很大,其阳性预测值为 90%。

但无论是 BNP 还是 NT-proBNP 升高，均不能作为心力衰竭的独立诊断标准，应结合临床情况综合分析。

心肌坏死标志物

心肌肌钙蛋白 T 或 I（cTnT 或 cTnI）旨在评价是否存在心肌损伤或坏死及其严重程度。在急性 ST 段抬高型或非 ST 段抬高型心肌梗死患者中可明显升高；在慢性心力衰竭患者中可出现低水平升高。

常规实验室检查

包括血常规和血生化检查，如血红蛋白、电解质（钠、钾、氯等）、肝肾功能、血糖、白蛋白等。

急性心力衰竭的诊断与评估

- 急性心力衰竭的诊断（图 9-3-1）主要依据病史、症状、体征和实验检查作出综合判断。
- 在治疗前应依据病史、症状、体征和实验检查作出如下评估：
  —全身灌注状况；
  —容量状态；
  —促发因素和（或）并发疾病；

—新发或慢性心力衰竭急性加重；
—LVEF 是否正常。
- 急性心力衰竭或慢性心力衰竭症状加重的住院患者通常出现以下几种临床状况
  —容量超负荷[肺循环和（或）体循环淤血]；
  —心输出量明显降低[低血压、肾功能不全和（或）休克综合征]；
  —同时存在液体超负荷和休克的症状和体征。

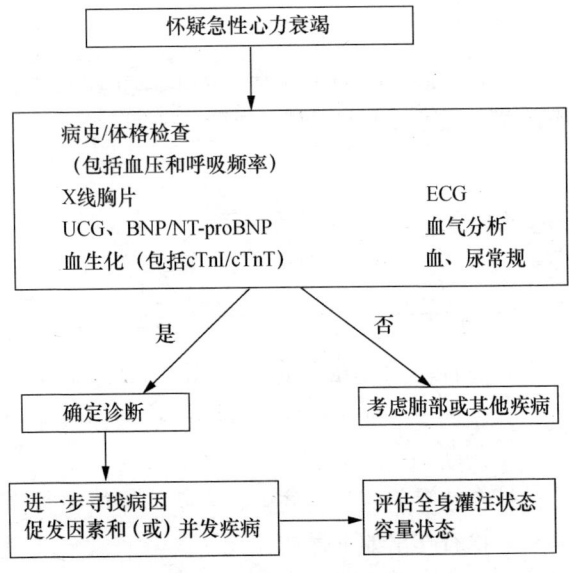

图 9-3-1 急性心力衰竭的诊断流程

急性心力衰竭的处理

治疗目标

积极控制诱发因素,有效清除液体,改善血流动力学,及早缓解症状,保护终末器官功能。缩短住院时间、降低再次住院率、逆转心脏重构。降低早期和远期死亡率。

治疗原则

控制基础病因
纠正引起心力衰竭的诱因

- 应用静脉和(或)口服降压药物控制高血压;
- 选择有效抗生素控制感染;
- 积极治疗各种影响血流动力学的快速或缓慢性心律失常;
- 应用硝酸酯类药物改善心肌缺血;对适合介入治疗的 ACS 患者行血运重建;
- 糖尿病伴血糖升高者应有效控制血糖水平;也需防止出现低血糖;
- 对于血红蛋白低于 60 g/L 的严重贫血患者,可输注浓缩红细胞悬液或全血;对于慢性肾性贫血患者,应补充铁剂并注射促红细胞生成素,提升血红蛋白到110~120 g/L;

- 对于低蛋白血症患者，补充血浆或人血白蛋白以提高胶体渗透压。

缓解各种严重症状

- 尽早纠正低氧血症：使动脉血氧饱和度≥95%（COPD 患者>90%）。
  - 鼻导管吸氧：如仅为低氧血症，无 CO_2 潴留者，可高流量给氧 6~8L/min；
  - 面罩吸氧：适用于伴呼吸性碱中毒的患者；
  - 乙醇吸氧：湿化瓶中加 50%~70%乙醇或有机硅消泡剂，适用于急性肺水肿患者；
  - 无创通气＋正压通气（PEEP）：对急性肺水肿伴呼吸窘迫的患者应尽早使用，以减轻左心室后负荷，改善左心室功能；但休克和右心衰竭患者慎用；
  - 必要时可采用气管插管呼吸机辅助通气治疗。

- 胸痛和焦虑

  应用吗啡 2.5~5.0mg 静脉缓慢注射，亦可皮下或肌内注射。伴 CO_2 潴留者不宜应用；伴明显和持续低血压、休克、意识障碍、COPD 等患者禁用；老年患者慎用或减量。

减轻容量，缓解肺循环和（或）体循环淤血

- 对于存在显著液体超负荷的患者，应静脉

应用袢利尿剂,在急诊或门诊即可开始。

◆ 利尿剂的应用原则

—用量应足以使容量状态达到最佳,缓解症状并使血管内容量不发生急剧下降;

—多次给药;应严格限钠;

—对于有中到重度肾功能不全者,需要增加剂量;

—当临床检查表明利尿剂不足以缓解充血症状时,应采用下列任一措施强化利尿剂的应用:

- 加大袢利尿剂用量;
- 加用另一种利尿剂,联合应用利尿剂,其疗效优于单一大剂量利尿剂,且不良反应也更少;
- 或考虑持续静脉输注袢利尿剂;
- 对于无低血压但存在重度液体超负荷患者,单纯利尿剂治疗无效时,可加用血管扩张剂;
- 或考虑联用增加肾血流量的药物:短期应用小剂量多巴胺 [$< 3\ \mu g/(kg \cdot min)$]。

◆ 利尿剂的用法(表 9-3-1)

通过抑制肾小管特定部位钠或氯的重吸收,抑制心力衰竭时的钠潴留,减少静脉回流和降低前负荷,减轻肺淤血。

表 9-3-1 利尿剂的用法

利尿剂	初始用量	最大单次用量
袢利尿剂		
布美他尼	1.0 mg	4~8 mg
呋塞米	40 mg	160~200 mg
托拉噻米	10 mg	100~200 mg
噻嗪类利尿剂		
氯噻嗪	500 mg	1000 mg，1~2 次/日 口服
联合应用利尿剂		
氢氯噻嗪		12.5~100 mg/d 口服，联合袢利尿剂
螺内酯		20~40 mg/d，口服，联合袢利尿剂
氯噻嗪		500~1000 mg iv 1 次或 2 次联合袢利尿剂，1 次或多次/日
美托拉宗		2.5~5 mg 口服 1 次或 2 次/日，联合袢利尿剂
持续静脉输注袢利尿剂		
布美他尼		1 mg iv 负荷量，继 0.5~2 mg/h 输注
呋塞米		40 mg iv 负荷量，继 10~40 mg/h 输注
托拉塞米		20 mg iv 负荷量，继 5~20 mg/h 输注

- 在应用利尿剂的过程中可能会导致:
  - —电解质紊乱、低血压、低血容量、肾功能损害;
  - —运动耐力下降,少见皮疹、听力下降等不良反应;
  - —应密切观察患者的临床症状:如尿量、体重变化、呼吸困难症状的改善等;
  - —监测血压、电解质、肾功能变化,并据此调整利尿剂剂量和使用方法。
- 对于所有利尿剂治疗均无效的顽固性心力衰竭患者,宜行超滤或血液透析治疗。

无低血压,重度液体超负荷导致肺淤血或肺水肿患者中血管扩张剂的应用(表9-3-2)

在利尿剂基础上应用血管扩张剂,如硝酸甘油、硝普钠、奈西利肽,能更快地减轻充血症状;在等待冠脉干预前缓解心绞痛;控制合并的高血压。

表 9-3-2 血管扩张剂的用法

血管扩张剂	剂量(iv)	主要不良反应	其他
硝酸甘油	起始10~20μg/min	低血压	更适合ACS患者
	渐递增至200μg/min	头痛	持续应用易出现耐药
硝酸异山梨酯	起始1mg/h	低血压	更适合ACS患者
	渐递增至10mg/h	头痛	持续应用出现耐药

续表 9-3-2

血管扩张剂	剂量	主要不良反应	其他
硝普钠	起始 10~20 μg/min,渐递增至 300 μg/min	低血压 硫氰酸盐中毒	更适合伴高血压、重度二尖瓣反流的患者
奈西立肽	负荷量 2 μg/kg 持续滴注 0.01 μg/(kg·min)	低血压	对血压偏低者不用负荷量

重度心脏收缩功能不全,低血压及低心输出量患者中正性肌力药物的应用(表 9-3-3)

此类患者无论有无充血表现,均可应用正性肌力药物(多巴胺、多巴酚丁胺或米力农等)维持体循环灌注,保护终末器官功能。

表 9-3-3 正性肌力药物的用法

正性肌力药物	负荷剂量	静脉用量	主要作用和注意事项
多巴酚丁胺	无	2~20 μg/(min·kg)	刺激 β 肾上腺素能受体
多巴胺	无	<3 μg/(min·kg)	刺激多巴胺受体增加肾血流量
		3~5 μg/(min·kg)	刺激 β 肾上腺素能受体 正性肌力作用
		>5 μg/(min·kg)	刺激 β、α 肾上腺素能受体,正性肌力和血管加压作用

续表 9-3-3

正性肌力药物	负荷剂量	静脉用量	主要作用和注意事项
去甲肾上腺素		0.2~1.0 μg/(min·kg)	
肾上腺素	复苏期间 1mg, 3~5 分钟可重复	0.05~0.5 μg/(min·kg)	
米力农	25~75 μg/kg, 10~20 min	0.375~0.75 μg/(min·kg)	有低血压和心律失常的不良反应
左西孟旦	12~24 μg/kg, >10 min	0.1 μg/(min·kg) 可酌情减半或加倍	有血管扩张作用，收缩压<100 mmHg 者不用负荷量

正性肌力药物应用的注意事项

—用量需个体化；

—当器官灌注恢复和（或）淤血改善时即停用，长期应用会增加死亡率；

—如无器官灌注降低的证据，不推荐用于血压正常的急性心力衰竭患者。

非药物治疗措施

◆ **主动脉内球囊反搏（IABP）**

能有效改善心肌灌注，降低心肌耗氧量并增加心排血量。

—IABP 的适应证

- 急性心肌梗死或严重心肌缺血并发心源性休克，且不能用药物纠正时；
- 急性心肌梗死伴机械性并发症且血

流动力学障碍患者；
- 心肌缺血伴顽固性肺水肿患者。

—IABP 的禁忌证
- 存在严重的外周血管疾病；
- 主动脉瘤；
- 主动脉瓣关闭不全；
- 活动性出血或有其他抗凝禁忌证；
- 严重血小板缺乏。

—IABP 的撤除指征
- $CI > 2.5 L/(min \cdot m^2)$；
- 尿量 $> 1 ml/(kg \cdot h)$；
- 血管活性药物用量逐渐减少且血压恢复较好；
- 呼吸稳定，动脉血气分析各项指标正常；
- 降低反搏频率时血流动力学参数仍然稳定。

◆ 血液净化治疗

包括血液滤过（超滤）、血液透析、连续血液净化和血液灌流。这些方法不仅可维持水、电解质和酸碱平衡，稳定内环境，还可清除尿毒症毒素，如肌酐、尿素、尿酸，以及细胞因子、炎症介质、心脏抑制因子等。

—适应证
- 高容量负荷，如肺水肿或严重的外周组织水肿，且对袢利尿剂和噻嗪类利尿剂抵抗的患者；

- 低钠血症(血钠<110 mmol/L)且有相应的临床症状,如神智障碍、肌张力减退、反射减弱或消失、呕吐以及肺水肿等。
  以上情况单纯血液滤过即可。
- 肾功能进行性减退,血肌酐>500 μmol/L 或有急性血液透析指征的其他情况。

—不良反应和处理
- 生物不相容、出血、血管通路凝血相关并发症、感染并发症等。
- 应避免出现新的内环境紊乱,连续血液净化治疗时需注意热量及蛋白质的丢失。

◆ 心室机械辅助装置

包括体外模式人工肺氧合器(ECMO);心室辅助泵(如可置入式电动左心辅助泵、全人工心脏)。

—适应证
- 急性心力衰竭患者经合理药物治疗无明显改善时,根据急性心力衰竭的不同类型,可选择应用心室辅助装置短期辅助心脏功能,作为心脏移植或心肺移植的过渡治疗。
- ECMO可以部分或全部代替心肺功能。临床研究表明,短期循环呼吸支持可以明显改善预后。

急性心力衰竭患者有创血流动力学监测的适应证

- 对于呼吸窘迫或有灌注受损证据的患者，临床不能确定心室充盈压足够或过高者，应进行有创血流动力学监测以指导治疗；
- 在根据经验调整标准治疗后症状仍持续存在且有以下情况时，应行有创血流动力学监测重新评估以指导治疗策略：

  —液体量和灌注状况、外周血管或肺血管阻力不明确；

  —初始治疗后收缩压仍较低或出现相关症状；

  —治疗后肾功能恶化；

  —需要静脉使用血管活性药物，或需要考虑进一步行器械治疗或心脏移植。

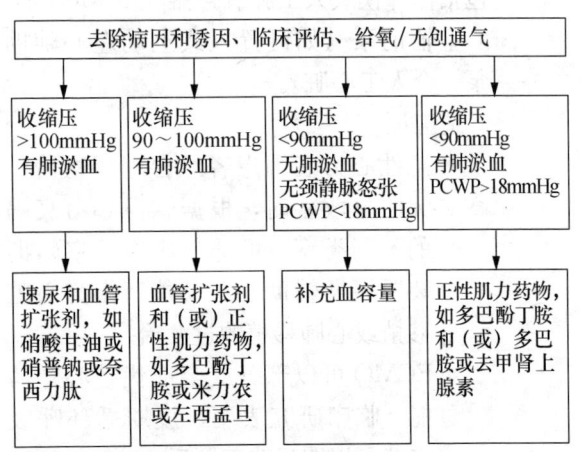

图 9-3-2　急性心力衰竭处理流程

- 对利尿剂、血管扩张剂治疗有效,血压正常患者,不推荐常规使用有创血流动力学监测。

急性心力衰竭患者病情稳定后的处理

- 对于容量状况达到最佳并成功停用静脉利尿剂、血管扩张剂和正性肌力药物且病情稳定的患者,开始应用小剂量β受体阻滞剂。对于在住院期间需应用正性肌力药物的患者开始应用β受体阻滞剂时应特别小心。
- 对于 EF 代偿和降低的所有心力衰竭住院患者,应将利尿剂改为口服,并监测电解质。
- 在调整治疗时,应监测患者有无体位性低血压、肾功能、心力衰竭体征/症状的恶化情况。
- 出院前应向患者及家属提供指导

—让患者了解心力衰竭加重的一些临床表现,如:乏力加重、运动耐力降低、静息心率增加≥15~20次/分、活动后气急加重、水肿(尤其下肢)再现或加重。

—让患者知晓应避免能够诱发心力衰竭的情况,如:
- 过度劳累和体力活动、情绪激动和精神紧张等应激状态;
- 感冒、呼吸道感染及其他各种感染;
- 擅自停药、减量;
- 饮食不当,如食物偏咸等;

- 未经专科医生同意，擅自用非甾体类消炎药、激素、抗心律失常药等。

—出院用药：让患者掌握自我调整基本治疗药物的方法：
- 每天测量体重，保持干体重状态。如体重明显增加 2~3kg，水肿再现或加重、尿量减少，利尿剂应增加剂量；
- 清晨起床前静息心率应在 55~60 次/分，如≥65 次/分，可适当增加 β 受体阻滞剂的剂量；
- 血压较前明显降低或≤120/70 mmHg 时，则各种药物（ACEI/ARB、β 受体阻滞剂、利尿剂等）均不宜再加量。

—让患者知晓需去就诊的情况：
心力衰竭症状加重，持续性血压降低或增高（＞130/80 mmHg），心率加快或过缓（≤55 次/分），心脏节律显著改变：从规则转为不规则或从不规则转为规则、出现频繁期前收缩且有症状等。

◆ 出院后做能耐受的运动。
◆ 低盐饮食。
◆ 安排定期门诊随访
　——一般性随访：每 1~2 个月一次，内容包括：
　　- 了解患者基本状况；
　　- 药物应用的情况（依从性和不良

反应);
- 体检:肺部啰音、水肿程度、心率和节律等。

—重点随访:每3~6个月一次,内容包括:除一般性随访的内容外,应做心电图、生化检查、BNP/NT-proBNP检测,必要时行X线胸片、超声心动图检查。

(丁文惠)

第四节 慢性心力衰竭治疗中的利尿剂抵抗和处理

利尿剂抵抗的定义

是指在使用足量利尿剂的情况下,心力衰竭患者体内水钠潴留的状态未得到改善,即机体对利尿剂的利尿反应减弱或消失的一种状态。

利尿剂抵抗的发生机制

- ◆ 胃肠道淤血影响了利尿剂的吸收和分布;
- ◆ 肾功能不全和肾血流量减少使肾小管分泌利尿剂的能力降低;
- ◆ 同时服用非甾体类消炎药;
- ◆ 未严格控制钠盐摄入;

- 低钠血症；
- 袢利尿剂使用时间较长后，远曲小管近端上皮细胞代偿性增生，重吸收钠离子的能力增强。

利尿剂抵抗的处理

- 停用非甾体类消炎药；
- 限制钠盐的摄入，轻度水肿者 2~3 g/d，中重度水肿者<2 g/d；
- 增加利尿剂剂量或服用次数或空腹服用；
- 中到重度肾功能不全或有严重胃肠道淤血者，呋塞米 40 mg 静注，然后持续静脉滴注 10~40 mg/h，日总量 160~200 mg；托拉塞米 20 mg 静注，然后持续静脉滴注 5~20 mg/h，日总量≤200 mg；布美他尼 1 mg 静注，然后持续静脉滴注 0.5~2 mg/h。
- 联合应用两种以上作用于不同部位、不同作用时间的利尿剂。如，呋塞米联合氢氯噻嗪 25~100 mg，1~2 次/日，口服，或与螺内酯 20~40 mg 联用。
- 联用增加肾血流量的药物：短期应用小剂量多巴胺 [<3 μg/(kg·min)]；
- 当上述治疗没有疗效时，考虑行血液超滤或血液透析治疗。

大剂量使用利尿剂、联合应用利尿剂的治疗方法虽能改善充血症状，但可能导致电解质紊乱、低血压、低血容量、肾功能损害，使运动耐力下降，少见皮疹、听力下降等不良反应。因此，在处理利尿剂抵抗的过程中应密切观察患者的临床症状，如尿量、体重变化、呼吸困难症状的改善，监测血压、电解质、肾功能变化，并据此调整利尿剂的剂量和使用方法。

（丁文惠）

第十章 心包疾病

第一节 急性心包炎

定义

急性心包炎是心包脏层和壁层的急性炎症,是由多种因素引起的一种临床综合征。

病因

- ◆ **特发性**。
- ◆ **感染性**:结核最常见,其次为病毒、细菌、真菌、支原体等。
- ◆ **自身免疫性疾病**:风湿热、系统性红斑狼疮(SLE)、硬皮病、皮肌炎、多动脉炎等。
- ◆ **肿瘤**:常为继发性改变,其次为原发性间皮瘤、肉瘤等。
- ◆ **代谢异常**:尿毒症、透析相关、黏液性水肿、痛风等。
- ◆ **邻近组织疾病**:心肌梗死、主动脉夹层、肺炎等。
- ◆ **创伤**:直接——心脏手术、介入治疗;间接——放射治疗。

急性心包炎的临床表现

- 胸痛
  - 主要见于炎症变化的纤维蛋白渗出阶段。
  - 疼痛通常剧烈且常于体位改变、深呼吸、咳嗽、吞咽、卧位尤其是抬腿或左侧卧位时加剧,坐位或前倾位时减轻。
  - 疼痛通常局限于胸骨下或心前区,常放射至左肩部、背部、颈部或上腹部,偶向下颌放射。
  - 有些心包炎患者疼痛轻微或完全无痛,如结核性和尿毒症性心包炎。
- 心包摩擦音
  - 是急性纤维蛋白性心包炎的典型体征。呈抓刮样粗糙的高频音,往往盖过心音且有较心音更贴近耳朵的感觉。
  - 典型的摩擦音可听到与心房收缩、心室收缩和心室舒张相一致的三个成分。大多为与心室收缩和舒张有关的两个成分,呈"来回"样。在此音开始出现的阶段和消失之前,可能只能在心室收缩期听到。
  - 在心前区均可听到,但在胸骨左缘第3~4肋间、胸骨下部和剑突附近最清楚。

—心包摩擦音常仅出现数小时，或持续数天、数星期。当渗液出现，两层心包完全分开时，心包摩擦音消失；当两层心包有部分粘连时，尽管有大量心包积液，有时仍可闻及摩擦音。
—最佳的患者体位和体格检查技巧可提高检出率，如：请患者呈仰卧位；左侧卧位；坐位，屈身向前；仰卧位，双臂高举过头，呼气末听诊。用膜型听诊器易听到高频成分。

辅助检查

心电图（是最有效的诊断方法）

- 急性心包炎的心电图典型演变可分为四期：
  —ST段呈"马鞍状"或弓背向下抬高，T波高，出现在除aVR和V_1外的所有导联中，持续2天至2周。V_6导联的ST/T比值≥0.25。
  —几天后ST段恢复到基线，T波减低、变平。
  —T波呈对称型倒置并达最大深度，无对应导联相反的改变（除在aVR和V_1导联中直立外）。可持续数周、数月或长期存在。
  —T波恢复直立，一般在3个月内。

- 急性心包炎病变较轻或局限时可有不典型的演变,出现部分导联 ST 段、T 波改变或仅有 ST 段或 T 波改变。
- P-R 段移位:除 aVR 和 V_1 导联外,所有导联 P-R 段压低,提示心包膜下心房肌受损。
- QRS 波低电压:推测为心包渗液的电短路作用。如抽去心包渗液仍有低电压,应考虑与心包炎症纤维素的绝缘作用和周围组织水肿有关。
- 电交替:P 波、QRS 波、T 波全部电交替为大量心包渗液的特征性心电图表现。
- 心律失常:窦性心动过速多见,部分发生房性心律失常,如房性期前收缩、房性心动过速、心房扑动或心房颤动。在风湿性心包炎患者中可出现不同程度的房室传导阻滞。

X 线检查

对诊断价值不大,心包积液量大时可出现心影增大。

超声心动图

心包炎如不进展到心包积液,超声心动图对其诊断价值并不大。

磁共振显像

在常规心包炎诊断中的作用有限。但急性心

包炎磁共振检查可显示:

- ◆ 心包增厚和延迟强化。
- ◆ 能显示心包积液量和分布情况,并可分辨积液的性质,如:非出血性渗液大都是低信号强度;尿毒症、外伤、结核性液体内含蛋白质和细胞较多,可呈现中或高信号强度。

实验室检查

- ◆ 白细胞可中等程度升高,CRP 升高,红细胞沉降率增快。
- ◆ cTnI 升高见于 ST 段抬高的急性心包炎患者,提示心外膜心肌损害。
- ◆ 病因学的检查包括:结核菌素试验、结核抗体、类风湿因子、抗核抗体和病毒学检查等。

心包积液的临床表现

- ◆ 心包积液不影响血流动力学时无症状。
- ◆ 积液量大时可表现气短或压迫症状,包括:吞咽困难、声音嘶哑、呃逆或恶心。
- ◆ 体检可发现:颈静脉怒张,心脏向两侧扩大,心浊音界随体位而改变,心音低钝,肝大,肝-颈静脉回流征阳性,下肢水肿。

X 线检查

- 当心包渗液超过 250 ml 时,可出现心影增大,右侧心膈角变锐,心缘的正常轮廓消失,呈水滴状或烧瓶状,伴清晰的肺野。
- 透视可显示心脏搏动减弱或消失,心影随体位改变而变化。

超声心动图

有助于评价心包积液的量和程度,心脏压塞时超声心动图检查可发挥重要作用。

- 心包腔内至少有 50 ml 液体,可确定为心包积液。
- 舒张期右室游离壁塌陷是诊断心脏压塞的最敏感而特异的征象。

心包穿刺

有心包积液时,可作心包穿刺,将穿刺液进行涂片、培养和病理检查,有助于确定病原体。心包液检测腺苷脱氨酶(ADA)活性 $\geqslant 30$ U/L 时,对诊断结核性心包炎具有高度特异性。

治疗

包括针对原发疾病的病因治疗、解除心脏压塞和对症治疗。

对症治疗

- 宜卧床休息,可以避免胸痛加剧。胸痛时给予镇静剂,必要时使用吗啡类药物。
- 如出现心脏压塞症状,应进行心包穿刺放液。

病因治疗

- 对于风湿性心包炎患者,应加强抗风湿治疗。
- 对于结核性心包炎患者,应尽早开始抗结核治疗,并给予足够的剂量和较长的疗程,直到结核杆菌活动停止后一年左右。
- 对于化脓性心包炎患者,应选用足量对致病菌有效的抗生素,并反复心包穿刺抽脓和向心包腔内注入抗生素。如疗效不显著,即应及早考虑心包切开引流,如引流发现心包增厚,则可作广泛心包切除。
- 对于非特异性心包炎患者,用肾上腺皮质激素治疗可能有效,如反复发作亦可考虑行心包切除。

心脏压塞的诊断和处理

心包内液体积聚使心包内压力升高,心脏受挤压,导致心脏充盈受限、静脉压升高、心排血量和动脉压下降,称为心脏压塞,是心包积液的

急性心脏压塞的临床表现

- 起病急,血压突然下降,脉压缩小,脉率增快并出现奇脉,心音减弱,静脉压升高,吸气时颈静脉怒张更明显。
- 有周围循环衰竭的表现。

慢性心脏压塞的临床表现

- 病情发展缓慢,呼吸困难或端坐呼吸,血压下降,脉压缩小,出现周围循环衰竭的表现。
- 脉率增快并出现奇脉,静脉压升高,吸气时颈静脉怒张更明显;心脏向两侧扩大,心浊音界随体位而改变,心音低钝或遥远,肝大,腹水,下肢水肿。

实验室检查

心电图

QRS波电压下降,P波、QRS波、T波电交替时,应高度怀疑心脏压塞。

超声心动图

是非常有效的检查手段,显示有心包积液,房室塌陷,下腔静脉扩张,左心室早期(E峰)流入速率的变异率超过25%。

心脏压塞的处理

- ◆ 应立即行心包穿刺抽液,及时解除压塞,恢复血流动力学稳定。
- ◆ 对症处理,包括升压以维持动脉血压。
- ◆ 针对病因治疗。

第二节 慢性缩窄性心包炎

定义

慢性缩窄性心包炎是指急性纤维蛋白性或浆液纤维蛋白性心包炎在愈合过程中,或者在慢性心包积液基础上,由于肉芽组织形成,心包增厚、纤维化和钙化导致心包腔消失并逐渐收缩形成坚固的瘢痕组织,包裹心脏,限制心室舒张,最后出现明显的心脏功能减退。

临床表现

部分患者无急性心包炎发作史,病程长短不一。

常见症状

衰弱、疲乏、体重减轻、食欲减退。静息时呼吸困难不重,但有明显的劳力性呼吸困难,端坐呼吸亦较常见。

体征

- 脉搏细弱无力,动脉收缩压降低,脉压变小,可出现奇脉。
- 颈静脉怒张,吸气时颈静脉怒张更明显(Kussmaul 征阳性),肝大,腹水,下肢水肿,腹水常较皮下水肿出现早且明显。
- 心脏体检可发现:心尖搏动不明显,心浊音界不增大,心音减低,可闻及心包叩击音;心率增快,一般为窦性,有时可有心房颤动。

辅助检查

- 尿常规和生化检查可发现蛋白尿和血浆白蛋白降低。
- 心电图:
  常提示 QRS 低电压,广泛的 T 波低平或倒置。可见二尖瓣型 P 波,心房颤动见于 1/3 的患者。
- 超声心动图
  可见心包膜明显增厚或粘连,回声增强;左室后壁舒张中晚期运动呈平直外形;二尖瓣早期快速关闭;肺动脉瓣提前开放;室间隔运动异常及心室舒张末径缩小;下腔静脉异常扩张,吸气时回缩<50%。
- CT 和 MRI
  在确定心包增厚方面优于超声心动图,可

准确测量心包厚度及右心房扩张和右心室缩小的程度。

外科手术

一旦确定诊断,外科手术切除缩窄的心包是根本治疗措施,以使心脏逐步恢复功能。

心包剥脱术的适应证:

- ◆ 缩窄性心包炎诊断明确,即应手术治疗。
- ◆ 患者一般情况较差时,如进食少,腹水严重,肝肾功能差,低蛋白血症,心率在120次/分以上,红细胞沉降率快等,应先行保守治疗。待病情稳定及情况好转后,择期行心包剥脱术。
- ◆ 病情严重,保守治疗无明显改善者,可尽早行心包开窗术,以改善全身功能状况,然后进行心包切除术。

预后

一旦出现慢性缩窄性心包炎的症状及体征,在丧失一般活动能力后的生存寿命为5~15年。当出现腹水时,病情进展迅速,特别是儿童。最终以循环衰竭或肝肾功能不全而死亡。及早手术可改善预后。

(高 澜 张宝娓)

第十一章 肺动脉高压

第一节 肺动脉高压的分类

定义

- 肺高血压（pulmonary hypertension，PH）是以肺动脉压力增高，伴或不伴有小肺动脉病变为特征的恶性肺血管疾病，包括肺动脉高压（pulmonary arterial hypertension，PAH）、肺静脉高压和混合性肺高血压。
- 肺动脉高压是指由于小肺动脉原发病变或其他的相关疾病导致肺动脉阻力增加，表现为肺动脉压力升高，而肺静脉压正常，跨肺压差正常。没有 PAH 基因突变和明确危险因素接触史的，称为特发性肺动脉高压（idiopathic pulmonary arterial hypertension，IPAH）。
- 诊断标准：在海平面下、静息时右心导管检查肺动脉平均压（mean pulmonary arterial hypertension，mPAP）$\geqslant 25\,\text{mmHg}$。

肺高血压的临床分类

2008年第四次世界PH会议对PH的诊断分类进行了更新(Dana Point分类,见表11-1-1)

表11-1-1 2008年肺高血压Dana Point分类

1. PAH
   - 1.1 IPAH
   - 1.2 遗传性PAH
     - 1.2.1 骨形成蛋白受体Ⅱ基因(BMPR2)突变
     - 1.2.2 活化素受体样激酶Ⅰ(ALK-1),转化生长因子-β受体Ⅲ(内皮糖蛋白)(伴或不伴遗传性出血性毛细血管增多症)基因突变
     - 1.2.3 未知基因突变
   - 1.3 药物和毒物诱导
   - 1.4 相关因素所致
     - 1.4.1 结缔组织病
     - 1.4.2 HIV感染
     - 1.4.3 门静脉高压
     - 1.4.4 先天性心脏病
     - 1.4.5 血吸虫病
     - 1.4.6 慢性溶血性贫血
   - 1.5 新生儿持续性PH
   - 肺静脉闭塞病(PVOD)和(或)肺毛细血管瘤样增生症(PCH)
2. 左心疾病相关性PH
   - 2.1 收缩功能障碍
   - 2.2 舒张功能障碍
   - 2.3 心脏瓣膜疾病

3 与呼吸系统疾病或缺氧相关的 PH
　3.1 慢性阻塞性肺疾病
　3.2 间质性肺疾病
　3.3 其他同时存在限制性和阻塞性通气功能障碍的肺疾病
　3.4 睡眠呼吸障碍
　3.5 肺泡低通气综合征
　3.6 慢性高原病
　3.7 肺泡-毛细血管发育不良
4 慢性血栓栓塞性肺高压（CTEPH）
5 机制不明或多种因素所致 PH
　5.1 血液系统疾病：骨髓增生性疾病，脾切除
　5.2 全身性疾病：结节病，肺朗格汉斯组织细胞增多症，淋巴管肌瘤病，多发性神经纤维瘤，血管炎
　5.3 代谢性疾病：糖原累积病，戈谢病，甲状腺疾病
　5.4 其他：肿瘤性阻塞，纤维性纵隔炎，需长期透析的慢性肾衰竭

（张　岩）

第二节　急性肺栓塞

定义

- 肺栓塞（pulmonary embolism, PE）是指内源性或外源性栓子阻塞肺动脉引起肺循环障碍的临床和病理生理综合征，包括肺血栓栓塞症、脂肪栓塞综合征、羊水栓

- 塞、空气栓塞、肿瘤栓塞等。
- ◆ 肺血栓栓塞症（pulmonary thromboembolism，PTE）是指来自静脉系统或右心的血栓阻塞肺动脉或其分支所致疾病，以肺循环和呼吸功能障碍为主要临床表现和病理生理特征，是最常见的肺栓塞类型。
- ◆ 急性肺血栓栓塞症（acute pulmonary thromboembolism，APTE）已成为我国常见心血管疾病之一，在美国也是公认的三大致死性心血管疾病之一，主要与深静脉血栓形成（deep venous thrombosis，DVT）的高发病率有关。

2011年美国心脏协会（AHA）科学声明根据患者自身发病的特点、危险因素、危险分层及并发症、病死率等对PE进行了亚组分型，定义如下：

大面积肺栓塞（massive PE）

急性PE伴低血压（收缩压<90 mmHg持续至少15分钟或需要升压药物维持，且排除其他原因如心律失常、低血容量、脓毒血症或左室功能障碍等）、无脉或持续性严重心动过缓（心率<40次/分，有休克的症状或体征）。

次大面积肺栓塞（submassive PE）

急性PE不伴体循环低血压（收缩压≥90 mmHg），但合并右室功能障碍或心肌坏死。

- 具备下列一项即有右室功能障碍
  - 超声心动图示右心室扩张（心尖四腔心切面中右室直径与左室直径之比>0.9）或右室收缩障碍；
  - CT示右室扩张（四腔心切面右室直径与左室直径之比>0.9）；
  - B型利钠肽（BNP）升高（>90 pg/ml）；
  - N末端B型利钠肽前体（NT-proBNP）升高（>500 pg/ml）；
  - 心电图改变（新发生的完全性或不完全性右束支传导阻滞、前间隔导联ST段抬高或压低或前间隔导联T波倒置）。
- 心肌坏死
  肌钙蛋白I（cTnI）升高（>0.4 ng/ml）或肌钙蛋白T（cTnT）升高（>0.1 ng/ml）。

低危肺栓塞（low-risk PE）

急性肺栓塞，不伴有大面积或次大面积PE中提示预后不良的临床指标。

临床表现

- 症状：缺乏特异性，主要取决于栓子的大小、数量、栓塞的部位及患者的基础疾病等。
  - 较小的栓子可能无任何临床症状，易被忽略。

- 较大的栓子可引起呼吸困难、晕厥、猝死等。其中，晕厥可能是唯一或首发症状。
- 当肺栓塞引起肺梗死时，临床上可出现"肺梗死三联征"，表现为：
  - 胸痛；
  - 咯血；
  - 呼吸困难。
- 其他：低氧血症、右心功能不全及休克症状。

◆ 体征：非特异性，主要是呼吸系统和循环系统体征，可有：
- 呼吸频率增加（超过20次/分），湿啰音及哮鸣音，胸腔积液，发绀等。
- 心率加快（超过100次/分），肺动脉瓣区第2心音亢进或分裂，三尖瓣区收缩期杂音，血压下降，颈静脉充盈或异常搏动，肝大，肝-颈静脉回流征阳性和下肢水肿等。
- 下肢检查：一侧周径较对侧增加超过1cm，或下肢静脉曲张。

实验室检查

动脉血气分析

是诊断APTE的筛选性指标，无特异性。

血浆 D-二聚体

主要价值在于排除 APTE。ELISA 法定量测定血浆 D-二聚体低于 500 μg/L 可排除 APTE；高度可疑 APTE 的患者此检查意义不大。

心电图

对 APTE 的诊断无特异性。部分病例可出现 $S_I Q_{III} T_{III}$ （Ⅰ导联 S 波加深，Ⅲ导联出现 Q/q 波及 T 波倒置）表现。

胸部 X 线平片

可以提供心胸全貌，有助于鉴别诊断，但不能直接检出 PTE，可有肺缺血、肺动脉高压或肺梗死等表现。

超声心动图

- 在提示诊断、评估预后及除外其他心血管疾病方面有重要价值；
- 直接征象能看到肺动脉近端或右心腔血栓，但阳性率低；
- 间接征象多是右心负荷过重的表现，如右心室壁局部运动幅度下降，右心室和（或）右心房扩大，三尖瓣反流速度增快以及室间隔左移和运动异常，肺动脉干增宽，肺动脉压升高等。

CT 肺动脉造影（CTPA）

- ◆ 是诊断 PTE 的重要的无创检查技术，敏感性为 90%，特异性为 78%～100%，但对亚段及远端肺动脉内血栓的敏感性较差。
- ◆ 直接征象为肺动脉内低密度充盈缺损，部分或完全包围在不透光的血流之内（轨道征），或者呈完全充盈缺损，远端血管不显影。

放射性核素肺通气灌注扫描

典型征象是与通气显像不匹配的肺段灌注缺损。其诊断肺栓塞的敏感性为 92%，特异性为 87%，尤其是在诊断亚段以下肺动脉血栓栓塞中具有特殊意义。

肺动脉造影

是诊断肺栓塞的"金标准"，直接征象为肺动脉内造影剂充盈缺损，伴或不伴轨道征的血流阻断。其敏感性为 98%，特异性为 95%～98%。在以上检查难以确定诊断时，如无禁忌证，应果断进行造影检查。

下肢深静脉检查

90%PTE 患者的栓子来源于下肢 DVT，70% 的 PTE 患者合并 DVT，对于疑似 PTE 患者，应检测有无下肢 DVT 形成。

磁共振肺动脉造影（MRPA）

对肺段以上 PTE 诊断的敏感性和特异性均高，适用于对碘造影剂过敏者，目前不推荐用于常规诊断。

诊断

采用临床诊断评价评分表（表 11-2-1）对临床疑诊 PTE 的患者进行评价（积分>4 分为高度可疑，≤4 分为低度可疑），选择上述适宜的检查进行诊断（图 11-2-1）。

表 11-2-1 临床诊断评价评分表

临床情况	分值（分）
DVT 症状或体征	3
PE 较其他诊断可能性大	3
心率>100 次/分	1.5
4 周内制动或接受外科手术	1.5
既往有 DVT 或 PE 病史	1.5
咯血	1
6 个月内接受抗肿瘤治疗或肿瘤转移	1

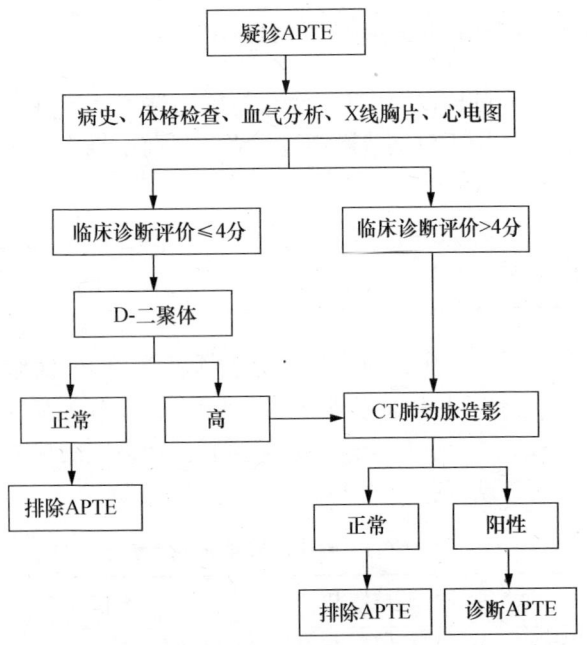

图 11-2-1　急性肺栓塞的诊断流程图

危险分层

对于确诊的 APTE 患者,需进行危险度分层以决定治疗策略(表 11-2-2),主要根据以下临床资料进行评价:

- 是否存在血流动力学不稳定?(如休克、收缩压<90 mmHg 或血压下降超过 40 mmHg 并持续 15 min)。

- 是否存在右心室功能不全？（超声心动图提示右心室扩张、压力超负荷；CT 提示右心室扩张；右心导管检查提示右心室压力过高）。
- 是否存在心肌损伤？生化标记物是否升高？（如 BNP 升高、NT-proBNP 升高、cTnI/cTnT 阳性）

表 11-2-2 APTE 危险度分层及推荐治疗

APTE 死亡风险	休克或低血压	右心室功能不全	心肌损伤	推荐治疗
高危（>15%）	+	+	+	溶栓或肺动脉血栓摘除术
中危（3%~15%）	−	+	+	住院抗凝治疗，或根据病情采取溶栓治疗
	−	+	−	
	−	−	+	
低危（<1%）	−	−	−	抗凝治疗、早期出院或门诊治疗

处理

APTE 的治疗主要包括：一般治疗、抗凝治疗、药物溶栓治疗、导管介入治疗、手术取栓；植入下腔静脉滤器等。

一般治疗

密切监测患者的生命体征,保持大便通畅,镇静,止痛,呼吸循环支持等。

抗凝治疗

对于高度疑诊或确诊 APTE 的患者,应立即给予抗凝治疗。

普通肝素

首先给予负荷剂量 2000~5000 IU 或按 80 IU/kg 静脉注射,继之以 18 IU/(kg·h) 持续静脉滴注。根据活化的部分凝血活酶时间(APTT)调整剂量,维持 APTT 在正常值的 1.5~2.5 倍。

低分子量肝素

按照体重给药(100 IU/kg 或 1 mg/kg,皮下注射,每日 1~2 次),一般无需常规监测。

- ◆ 建议普通肝素、低分子量肝素至少应用 5 天;对于大块肺栓塞、髂静脉及(或)股静脉血栓者,需用至 10 天或者更长时间。

华法林

长期抗凝首选华法林。叠加肝素抗凝治疗至少 5 天至国际标准化比值(INR)≥2.0 至少持续 24 小时,然后维持 INR 于 2.0~3.0。

抗凝治疗的时间因人而异:

—口服雌激素、短期制动、创伤和手术等危险因素可短期内消除的患者,抗凝治疗 3 个月;

—栓子来源不明的首发病例,抗凝治疗至少6个月;

—合并 DVT、特发性 APTE、复发性 PTE、合并慢性血栓栓塞性肺高压(CTEPH)的患者需长期抗凝;

—肿瘤合并 APTE 患者抗凝治疗至少 6 个月,部分病例也需长期抗凝治疗。

选择性Ⅹa因子抑制剂

2011 年 AHA 科学声明中推荐使用磺达肝癸钠、利伐沙班等药物,但目前我国未批准其应用于 APTE。

溶栓治疗

- 低危 PE 患者溶栓治疗的风险远大于获益。
- PE 引发低血压的患者可从溶栓治疗中获益。
- 次大面积 PE 患者的溶栓治疗需权衡获益与风险,需要临床医师根据患者的病情作出判断。
- 2011 年 AHA 科学声明推荐阿替普酶治疗(100 mg,2 小时内持续静脉滴注),用于:

—急性大面积 PE 且无明显出血并发症风险的患者(推荐类别 Ⅱa;证据水平 B 级);

—急性次大面积 PE 患者若有预后不良的临床证据(新出现的血流动力学不稳定,呼吸衰竭恶化,严重右心室功能障碍,严重心肌坏死)且出血并发症风险较低时,可考虑溶栓治疗(推荐类别

Ⅱb；证据水平C级）。
- 根据我国国情，2010年中国专家共识：建议应用尿激酶［UK 20 000 IU/(kg·2 h) 静脉滴注］或 rt-PA（50～100 mg，持续静脉滴注2 h）。

介入治疗

适用于血栓栓塞于肺动脉近段的高危APTE患者、有溶栓禁忌证或溶栓治疗和积极内科治疗无效的患者。

肺动脉血栓摘除术

- 适用于危及生命，伴休克的急性大块肺栓塞，或肺动脉主干、主要分支完全堵塞，且有溶栓治疗禁忌证或溶栓等内科治疗无效的患者。

腔静脉滤器

- 可防止DVT再次脱落引起肺栓塞，植入滤器后需长期抗凝治疗。
- 2011年AHA科学声明推荐用于：
  —有抗凝禁忌证或有活动性出血的APE或近端DVT的成人患者（推荐类别Ⅰ；证据水平B级）；
  —复发性APE患者（推荐类别Ⅱa；证据水平C级）；
  —心肺功能储备很差的APE患者、包括

大块 PE 的患者（推荐类别 Ⅱb；证据水平 C 级）。

（张　岩）

第三节　慢性血栓栓塞性肺动脉高压

概述

- 急性肺栓塞（APTE）通常有 3 种后果：少数患者解剖和血流动力学完全恢复正常；大部分患者栓子部分溶解而无临床症状；另有少数患者发展为慢性血栓栓塞性肺动脉高压（chronic thromboembolic pulmonary hypertension, CTEPH）。
- CTEPH 与 APTE 密切相关，有 APTE 病史的患者，在肺栓塞事件发生后的 2 年内约有 3.8% 的患者发展成为 CTEPH。部分 CTEPH 患者无明确 APTE 或静脉血栓事件发生，可能起始于肺血管原位血栓形成或炎性病变。
- CTEPH 是指存在于毛细血管前的肺动脉高压，即平均肺动脉压（mPAP）$\geqslant 25\,mmHg$，肺毛细血管楔压（PCWP）$\leqslant 15\,mmHg$，肺静脉阻力（PVR）$> 2\,wood$，患者弹性肺动脉（包括主、叶、段、亚段）存在多发慢性机化的闭塞性血栓栓子。CTEPH 发生率虽然较低，但预后差，最终进展至右心衰竭而死亡。

临床表现

症状

- 渐进性活动后呼吸困难和活动耐力下降是最常见的表现，主要与无效腔通气量增加、肺血管阻塞致心排血量减少和肺动脉高压有关。
- 其他症状包括疲劳、气短、胸痛、咯血、晕厥等。

体征

- 早期不明显，逐渐出现肺动脉高压及右心室负荷增加、右心衰竭的征象，包括：
  —剑突下心搏增强，心界向右扩大，P_2 增强、分裂，程度不等的三尖瓣反流杂音；
  —颈静脉怒张、肝大、腹水、双下肢水肿、发绀和杵状指；常有下肢深静脉血栓形成（DVT）的征象。

实验室检查

- X 线胸片、心电图、血气分析、UCG 及肺

功能检查有助于筛选 CTEPH 疑诊病例;
- 同位素肺通气灌注显像、CTPA、MRPA、右心导管和肺动脉造影术、肺血管镜可以用于确诊;
- CTPA 联合 CT 静脉造影检查 (CTVPA) 是近年来诊断手段的重要进展之一,可同时获得肺动脉和深静脉的情况,有助于评估肺血栓栓塞的严重程度和疗效观察,并提高静脉血栓栓塞症的诊断率。

诊断

- 无法解释的肺动脉高压 (PAH) 都应评估是否存在 CTEPH,急性期后的 APTE 患者应进行随访以发现有无 CTEPH;
- 对于 PAH 患者,应确定肺动脉高压的程度,确定是否由血栓栓塞引起,寻找 DVT 及其他可能的致病原因,有无获得性或遗传性易栓因素;
- 对确诊的 CTEPH 患者应评估有无手术指征以及是否使用其他的治疗措施等。

治疗

外科治疗

- 肺血栓动脉内膜剥脱术 (pulmonary thrombo-endarterectomy，PTE)是将机化血栓与血管内膜一起剥离切除，是多数 CTEPH 患者的首选治疗策略。

——主要依据机化血栓的范围和部位与 PAH 程度的关系，同时考虑年龄和并发症情况进行选择。

——近中心的机化血栓是理想的手术指征，多发的远端血栓会降低手术治疗的效果。

——国外 PTE 的手术死亡率约 4%，并发症主要包括再灌注肺水肿、肺动脉盗血、术后持续肺动脉高压等，其长期存活率高于药物治疗和肺移植。

药物治疗

无论患者能否行手术治疗，均可应用前列环素类似物，如伊洛前列素；内皮素受体拮抗剂，如波生坦素；5 型磷酸二酯酶抑制剂如西地那非等肺血管扩张药物治疗，可使患者临床症状即血流动力学指标改善。具体用法和用量如下：

——伊洛前列素吸入：10~20 μg 一次，每日 6~9 次；中心静脉泵入：起始剂量 0.5 μg/(kg·min)，逐渐加量至 4 μg/(kg·min)；

——波生坦，需根据体重调整用量，40 kg 以上患者的推荐用法为初始剂量 62.5 mg，2 次/日，连用 4 周后加量至 125 mg，2 次/日维持；

—5型磷酸二酯酶抑制剂,如西地那非20 mg,3次/日。

CTEPH患者应接受长期抗凝治疗,通常使用华法林,并将INR调至2.0~3.0。

介入治疗

经皮肺动脉内球囊扩张和支架植入术适用于肺动脉完全阻塞、充盈缺损或血管内呈网状改变而不能行PTE者。术后可降低肺动脉压,改善心功能,提高6分钟步行距离,但长期疗效还需要在更多的患者人群中进行验证。

肺移植

肺移植是否可作为终末期CTEPH的治疗措施尚需进一步研究。

(张 岩)

第十二章 常见心律失常

第一节 心房颤动

定义

是指规则有序的心房电活动丧失，代之以快速无序的颤动。心律/率紊乱、心功能受损和心房附壁血栓形成是心房颤动（房颤）的主要病理生理特点。

诊断

患者自觉心悸，查体脉率、心律绝对不齐，心电图表现为P波消失，代之以f波。

分类

心房颤动的分类繁简不一，迄今尚无满意的分类标准和方法，按照2012年更新的中国心房颤动指南分类如下（表12-1-1）：

表 12-1-1　心房颤动的临床分类

名称	临床特点	发作特点	治疗意义
首诊心房颤动	首次确诊（首次发作或首次发现）	可反复也可不反复发作	无需预防性抗心律失常药物治疗，除非症状严重
阵发性心房颤动	持续时间≤7d（常≤48 h），能自行终止	反复发作	预防复发，控制心室率，必要时抗凝和预防性抗心律失常药物治疗或选择导管消融治疗
持续性心房颤动	持续时间＞7d，非自限性	反复发作	控制心室率，必要时抗凝和（或）转复和导管消融治疗
长期持续性心房颤动	持续时间≥1年，患者有转复意愿	长期持续发作	抗心律失常药物治疗、电复律、导管消融或外科手术
永久性心房颤动	持续时间＞1年，不能终止或终止后又复发无转复愿望	长期持续发作	控制心室率，抗凝治疗

危害和预后

- 快而不齐的心率导致患者心悸、气短，影响生活质量。
- 由于丧失了心房收缩对心室灌注的辅助作用，快速心室率及持续或反复心房颤动引起心肌重构而导致心力衰竭。
- 心房附壁血栓形成和血栓脱落导致脑卒中

和外周动脉栓塞。

—脑卒中是心房颤动引发的主要栓塞性事件,也是心房颤动患者致残的主要原因。

治疗

治疗策略的选择取决于
- 心房颤动的类型、症状及其严重程度;
- 合并的心血管疾病、心功能状态;
- 患者年龄、一般状况、是否合并其他系统疾病;
- 对于具体病人,应制订个体化的治疗方案。

治疗的长期目标和短期目标

- 长期目标:降低死亡率、降低心血管事件发生率、预防脑卒中;
- 短期目标:降低住院率并控制症状和改善生活质量。

不管选用何种治疗策略,均应评估病人血栓/脑卒中的危险程度而使用恰当的抗凝治疗方案。

治疗策略

- 转复并维持窦性心律;
- 控制心室率;
- 抗凝治疗。

第十二章 常见心律失常

心房颤动转复为窦性心律的方式有：
—药物复律
—电复律
—导管消融术

药物复律的选择

◆ 急性心房颤动的复律，见图 12-1-1：

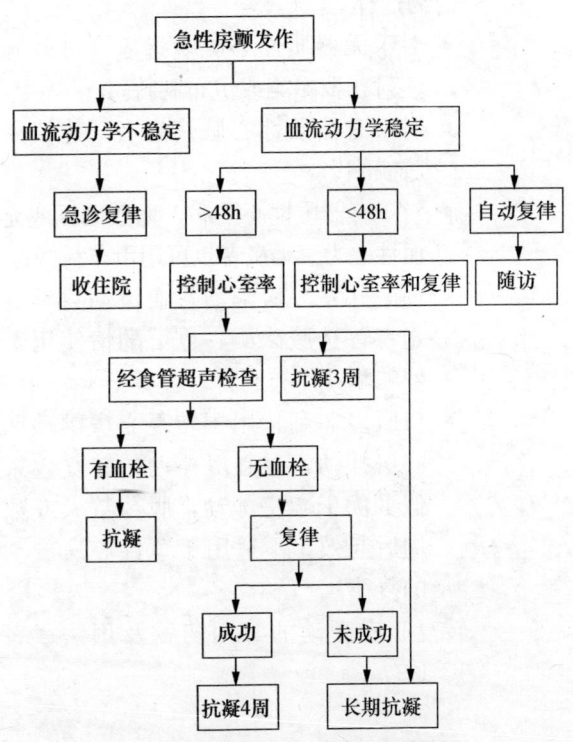

图 12-1-1 急性心房颤动的复律流程

- 持续数周的心房颤动,在控制心室率后仍有症状或期望复律者可考虑行药物复律
  — 复律前评估
    - 评估转复窦性心律和长期服用抗心律失常药物的获益/风险比;
    - 应进行充分的心室率控制;
    - 电解质和QTc间期必须在正常范围;
    - 复律前后需心电监护、抗凝治疗。
  — 药物选择
    - 对于无器质性心脏病患者,可静脉注射普罗帕酮或伊布利特;
    - 对于有器质性心脏病患者,建议用胺碘酮;
    - 对于有器质性心脏病,无低血压或充血性心力衰竭患者也可用伊布利特;
    - 预激并发心房颤动且血流动力学稳定者首选胺碘酮,也可酌情使用普罗帕酮或伊布利特;
    - 口服多非利特用于转复心房颤动和心房扑动,对心房扑动的转复效果似乎优于心房颤动,服药数天或数周后起效,不适用于急性心房颤动的复律。
  — 转复心房颤动的常用药物及用法(表12-1-2)

表 12-1-2 转复房颤的常用药物及用法

药物	给药途径	剂量和用法	不良反应
胺碘酮	口服	0.6~0.8 g/d，总量至 6~10 g 后改为 0.2~0.4 g/d 维持（具体用法：0.2g tid 5~7 天，之后 0.2g bid，5~7 天，后续 0.2g，qd 维持）	低血压、心动过缓、QT 间期延长、消化道症状、便秘、静脉炎、
	静脉	3~7 mg/kg，30~60 min（具体用法：150 mg 用 5% 葡萄糖液稀释后静脉推注 10 min 以上，如无效，间隔 10~15 min 追加 150 mg），后静脉滴注，总量 0.6~1.2 g/d，或改为口服，用法同上	尖端扭转型室性心动过速（罕见）
普罗帕酮	口服	450~600 mg/d	低血压、转为心房扑动后伴快心室率、室内传导阻滞
	静脉	1.5~2 mg/kg，10~20 min	
伊布利特	静脉	1 mg，10 min，可重复使用一次	QT 间期延长、尖端扭转型室性心动过速

— 复律后维持窦性心律的药物选择，见图 12-1-2；
— 心房颤动患者心室率控制的目标心率：对于大多数心房颤动患者，静息时心室率控制在 60~80 次/分，中度活动时，心室率应控制在 90~115 次/分。

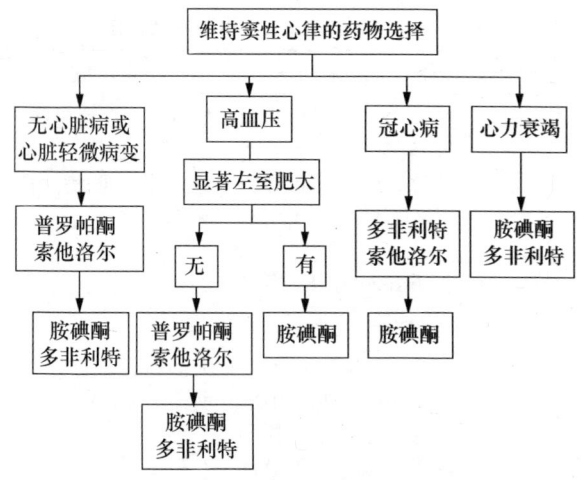

图 12-1-2 维持窦性心律的药物选择

药物控制心室率

- ◆ 急诊情况下控制快速心室率（表 12-1-4）
- ◆ 长期控制心室率（表 12-1-5）
  —无禁忌证时，首选 β 受体阻滞剂；
  —心室率控制不满意者可用地高辛与 β 受体阻滞剂或非二氢吡啶类的钙离子拮抗剂联合治疗；
  —合并心力衰竭者，可用地高辛及 β 受体阻滞剂；
  —地高辛不单独用于控制非心力衰竭性阵发性心房颤动患者的心室率；
  —胺碘酮仅用于其他药物对心室率控制无效或有禁忌证者；

表 12-1-4 急诊情况下控制快速心室率静脉用药的选择和用法

药名	推荐级别	负荷量	起效时间	维持量	主要不良反应
无房室旁路（不伴预激综合征）且血流动力学稳定					
艾司洛尔	I	500 μg/kg,1 min, iv	5 min	60~200 μg/(kg·min), iv	血压下降、心率减慢、哮喘、心力衰竭
美托洛尔	I	2.5~5 mg, 2 min, iv, 可重复使用3次	5 min	—	血压下降、心率减慢、哮喘、心力衰竭
硫氮䓬酮	I	0.25 mg/kg, 2 min, iv	2~7 min	5~15 mg/h, iv	血压下降、心力衰竭
维拉帕米	I	0.075~0.15 mg/kg, 2 min, iv	3~5 min	—	血压下降、心力衰竭
合并房室旁路（伴预激综合征）					
胺碘酮	Ⅱa	150 mg, 10 min, iv	数天	0.5~1 mg/min, iv	血压下降、肺毒性、甲状腺功能紊乱、心动过缓、肝损害等
合并心力衰竭，无房室旁路（不伴预激综合征）					
毛花苷C	I	0.4~0.8 mg, 10~20 min, iv	30~60 min	—	洋地黄中毒、心率减慢等
胺碘酮	Ⅱa	150 mg, 10 min, iv	数天	0.5~1 mg/min, iv	血压下降、肺毒性、甲状腺功能紊乱、心动过缓等

注意：心房颤动伴预激综合征患者禁用洋地黄类药物、非二氢吡啶类钙离子拮抗剂及β受体阻滞剂。

—心房颤动伴预激综合征者应用普罗帕酮或胺碘酮。

表 12-1-5　长期控制心室率的口服用药的选择和用法

药名	推荐级别	负荷量	起效时间	维持量	主要不良反应
美托洛尔	Ⅰ	同维持量	4~6 h	12.5~100 mg, bid	血压下降、心率减慢、哮喘、心力衰竭
硫氮䓬酮	Ⅰ	同维持量	2~4 h	120~360 mg/d,分次口服	血压下降、心力衰竭
维拉帕米	Ⅰ	同维持量	1~2 h	120~360 mg/d,分次口服	血压下降、心力衰竭
合并心力衰竭，无房室旁路					
地高辛	Ⅰ	0.5 mg	2 d	0.125~0.25 mg/d	洋地黄中毒、心率减慢
胺碘酮	Ⅱb	0.2 g tid 服用1周,然后0.2 g bid 服用1周		0.1~0.2 g/d	肺毒性、甲状腺功能紊乱、心动过缓等

电复律

- 电复律更有效，主要风险为血栓栓塞事件（1%~2%）
- 急诊电复律的适应证：
  —持续性心房颤动伴血流动力学恶化；
  —心房颤动伴心肌缺血；
  —症状性低血压；
  —心绞痛或心力衰竭；

——心房颤动伴预激、心室率快且血流动力学不稳定。
- ◆ 立即行同步直流电复律。起始能量以150～200J为宜，如复律失败，可用360J能量，电复律前使用胺碘酮可提高成功率，复律后心房颤动复发率也降低。
- ◆ 择期电复律的适应证：
  ——病史1年以内，心脏无明显扩大；
  ——去除甲状腺功能亢进症（甲亢）、肺炎、肺栓塞等病因或诱因后，心房颤动仍然存在；
  ——反复栓塞史，距最近一次事件＞3个月；
  ——心房颤动引起或加重心力衰竭或心绞痛；
  ——药物难以控制或由于心室率快而感到明显心慌、焦虑者。
- ◆ 电复律的禁忌证
  ——洋地黄过量；
  ——电解质紊乱，特别是低钾血症；
  ——伴有病态窦房结综合征或高度房室传导阻滞，3个月内有栓塞史；
  ——甲亢或原发病尚未控制或伴有急性感染；
  ——伴有心房血栓。

心房颤动复律前后的抗凝治疗（图12-1-3）

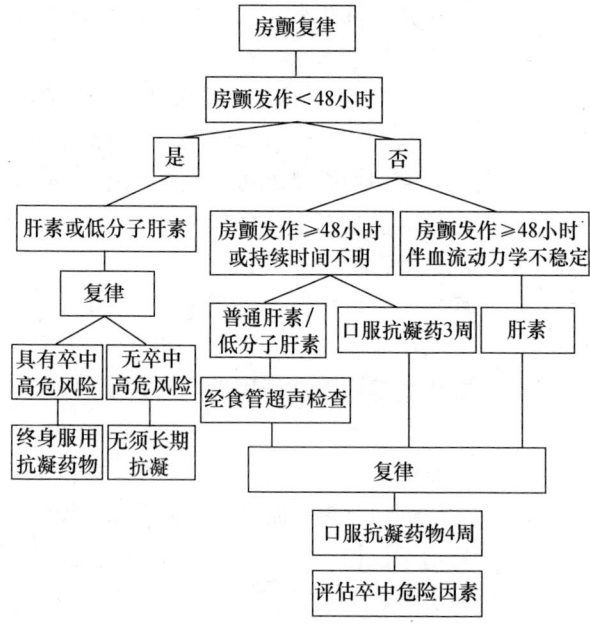

图 12-1-3　心房颤动复律前后的抗凝治疗

心房颤动患者行射频消融治疗

射频消融是治疗心房颤动的重要手段，对阵发性心房颤动的成功率为70%～80%，对慢性心房颤动的成功率为50%～60%，再次消融可提高成功率。有经验的治疗中心成功率达90%，并发症为6%。

中国专家共识建议：

◆ 对于症状明显的阵发性心房颤动患者，导管消融可以作为一线治疗；
- 对于病史较短、药物治疗无效、无明显器质性心脏病的持续性心房颤动患者，可以作为首选治疗；
- 对于病史较长、伴有器质性心脏病的持续性心房颤动患者，可以作为维持窦性心律或预防复发的措施之一。

心房颤动患者的心脏起搏治疗

适应证

- 阵发性心房颤动患者，转复后出现严重窦性停搏、窦性心动过缓或窦房阻滞；
- 持续性心房颤动伴缓慢心室率（长 R-R 间期），且引发乏力、黑矇等症状者；
- 发作间歇期或复律后药物维持期出现缓慢性心律失常伴明显症状者；
- 伴心功能不全需要应用 β 受体阻滞剂、地高辛，但在治疗中由于缓慢心室率而使心力衰竭加重者。

禁忌证

- 心房血栓；
- 出血性疾病活动期；
- 慢性消耗性疾病晚期，预期寿命不超过 1 年。

其他

在其他开胸手术治疗的同时进行直视下消融治疗；经选择的病例行经心外膜导管消融。

心房颤动的抗凝治疗

心房颤动是脑卒中的独立危险因素，心房颤动患者发生脑卒中的风险是窦性心律者的 5～6 倍，而当脑卒中患者合并心房颤动时，其病死率、病残率以及住院天数等也显著高于窦性心律者。

脑卒中的独立危险因素

- 风湿性二尖瓣狭窄；
- 既往有血栓栓塞病史（脑卒中、TIA 或非中枢性血栓栓塞）；
- 年龄 >65 岁；
- 高血压；
- 心力衰竭、左室收缩功能受损；
- 糖尿病；
- 女性；
- 冠心病
  - 其中，风湿性二尖瓣狭窄、既往有血栓栓塞病史为高危因素；
  - 年龄 $\geqslant 75$ 岁、高血压、心力衰竭、左室收缩功能受损和糖尿病为中危因素；
—年龄65～74岁、女性和冠心病为低危因素。

非瓣膜性心脏病心房颤动患者的脑卒中与血栓栓塞危险分层 CHADS2 评分：

- ◆ 近期心力衰竭（cardiac failure，1分）
- ◆ 高血压（hypertension，1分）
- ◆ 年龄≥75岁（age，1分）
- ◆ 糖尿病（diabetes，1分）
- ◆ 血栓栓塞病史［stroke（doubled），2分］

抗凝强度与预防脑卒中事件的疗效和出血风险：

—CHADS2 评分≥2 分提示患者具有高危的血栓栓塞风险，应长期抗凝，INR 应维持在 2.0～3.0。
- ◆ 抗凝强度与出血风险的关系如下：
  —INR 为 2.0～3.0 时，可有效预防脑卒中事件，且不明显增加脑出血的风险；
  —INR 低于 2.0 时，出血并发症少，但预防血栓形成的作用显著减弱；
  —INR 高于 4.0 时，血栓形成减少，但出血并发症显著增多。

HAS-BLED 出血风险评分:

H: 高血压 (hypertension) 1分
A: 肝、肾功能异常 (abnormal renal and liver function) 1分或2分
S: 卒中 (stroke) 1分
B: 出血 (bleeding) 1分
L: INR波动 (labile INR) 1分
E: 老年 (elderly) 1分
D: 药物或酗酒 (drug或alcohol) 1分或2分
HASBLED 评分≥3分为出血高危患者。

—心房颤动患者在应用华法林抗凝过程中出现中枢性或周围性血栓栓塞事件时,如抗凝强度已在治疗范围内 (INR1.6～2.5),增加另外一个抗血小板药物不如提高华法林的抗凝强度,使INR最高达到2.5～3.0。

新型抗凝药

- 新型抗凝药可特异性阻断凝血瀑布中的某一关键环节,在保证抗凝疗效的同时显著降低出血风险,代表性药物有:
  —直接凝血酶抑制剂达比加群酯;
  —直接Xa因子抑制剂利伐沙班和阿哌沙班。

- 在应用过程中无须常规监测凝血功能，为心房颤动患者预防血栓栓塞并发症提供了新的选择。
- 目前不建议用于瓣膜病和人工瓣膜置换术后心房颤动患者。

心房颤动合并特殊情况的抗凝治疗

围术期的抗凝治疗

- 正在接受华法林抗凝治疗的心房颤动患者在手术或介入操作前需暂时停用华法林
  — 非急诊手术，一般术前停 3~5 天，使 INR 降至 1.5 以下；
  — 若 INR>1.5 但需及早手术者可给予小剂量维生素 K_1 1~2 mg，使 INR 尽快恢复正常；
  — 伴有高危因素的心房颤动患者接受外科手术需要停用抗凝治疗超过 1 周时，应选择肝素进行替代治疗；
  — 对于植入心脏机械瓣膜或存在其他血栓栓塞高危因素的心房颤动患者的围术期抗凝治疗存在争议，一般认为应停用华法林并使用低分子肝素或普通肝素进行过渡性抗凝治疗。
—接受冠状动脉介入治疗时,为了预防穿刺部位出血可暂停华法林抗凝,但术后应尽早恢复,并调整剂量,使 INR 达到治疗范围。
◆ 接受冠状动脉支架置入术的患者在短期内联合应用华法林、阿司匹林和氯吡格雷的安全性是可接受的,长期应用则显著增加出血风险。
—置入金属裸支架者三药联用至少 1 个月;
—置入西罗莫司药物支架者三联用药至少 6 个月;
—置入紫杉醇药物支架者三药联用至少 6 个月;
此后,华法林联合应用一种抗血小板药物(阿司匹林或氯吡格雷)治疗至 1 年,以后在没有冠脉缺血事件发生时可单独应用华法林。
—联合抗栓治疗过程中应严密监测 INR,降低 INR 目标范围至 1.6~2.5。

华法林抗凝治疗中出血的处理

◆ 使用华法林抗凝治疗的心房颤动患者如果以往 INR 一直很稳定,偶尔出现 INR 增高的情况，不超过 3.5 时，可暂时不调整剂量，3~7 d 后复查 INR。

- 在抗凝过度（INR＞4.0）但不伴有出血的情况下，可停止给药 1 次或数次，一般停用华法林 3 天后 INR 会下降至治疗范围。
- 如遇到外伤和轻度出血，包扎止血后观察出血情况，有继续出血者除停服华法林外，可以口服维生素 K_1（10~20 mg），一般在 12~24 小时以后即可终止华法林的抗凝作用。
- 如需急诊手术或有大出血，可考虑静脉注射维生素 K_1（5~10 mg），在 3 小时内即可终止华法林的抗凝作用。如疗效不明显，除可追加维生素 K_1 外，尚可输入新鲜冷藏血浆以增加各种凝血因子，应用凝血酶原复合物可以更有效而迅速地逆转抗凝过度所引起的出血。

抗凝治疗的监测与随访

- 华法林初始剂量 2.0~3.0 mg/d，2~4 天起效，5~7 天达治疗高峰；
- 开始治疗时应每周监测 1~2 次，根据 INR 调整剂量，每次增减的剂量为原剂量的 1/4 左右或 0.5 mg，剂量调整后需重新监测 INR；
- 抗凝强度稳定后（连续 3 次 INR 均在治

疗目标内),每月复查1~2次。

预防新发心房颤动或心房颤动复发的上游治疗

- 针对心房颤动患者常见的基础疾病,如高血压、冠心病、心力衰竭及高胆固醇血症等,在治疗中选择 ACEI 或 ARB 类及他汀类药物等,有助于预防有这些基础疾病的患者新发心房颤动或心房颤动复发。
- 心房颤动合并高血压是 ACEI 和 ARB 的最佳适应证。

(李 康 丁燕生)

第二节 阵发性室上性心动过速

概述

- 广义的室上性心律失常包括起源于窦房结、心房组织、房室交界区以及折返或旁路介导的心动过速。
- 室上性心动过速(SVT)主要包括房室结折返性心动过速(AVNRT)、房室折返性心动过速(AVRT)以及房性心动过速(AT)。

临床表现

症状可表现为心悸、气短、疲乏、头晕、胸部不适、焦虑、多尿等。严重病例可致黑矇、晕厥。典型症状发作呈突发突止的特征。

辅助检查

ECG

无症状和症状发作时的 12 导联心电图（图 12-2-1）常对诊断和（或）鉴别诊断具有意义。

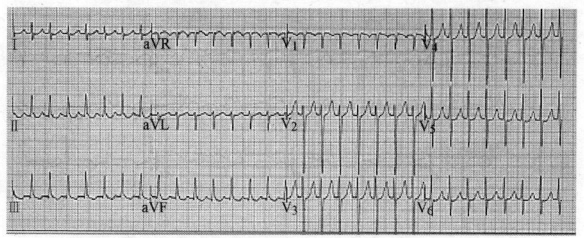

图 12-2-1　阵发性室上性心动过速

24 小时动态心电图（Holter）

可用于评估症状频繁但发作短暂的患者。

经食管电生理检查

对于疑有 PSVT 但病史不明确或证据不足的

患者，可用于记录或诱发心动过速。

有创电生理检查和导管消融治疗

可用于有阵发心悸、明确病史患者的进一步鉴别诊断和治疗。

治疗

非药物治疗

- 刺激迷走神经的物理疗法：
  包括按摩颈动脉窦，刺激咽部产生恶心、呕吐，valsalva 动作，潜水反射（将面部浸入冷水中），诱导咳嗽等。
- 经食管快速心房起搏，超速抑制。
- 对于血流动力学不稳定的患者可考虑行电复律。

药物治疗

（以下具体用药参见抗心律失常药物一节）

- 腺苷：在 1~2 秒内快速注射 6 mg，如不能终止，再次静脉快速注射腺苷 12 mg。
  应注意：不能用于哮喘及严重冠脉病变患者，并可能诱发心房颤动，用于预激综合征患者时可能诱发快速心室率。
- 维拉帕米：静脉推注 10 mg（5~10 分钟）。
- β受体阻滞剂：如注射艾司洛尔或美托

洛尔。
- ◆ 静脉给予伊布利特、普鲁卡因胺,如无普鲁卡因胺亦可选用普罗帕酮。
  一般建议合用 β 受体阻滞剂。注意:伊布利特不用于 LVEF<30% 的患者。

射频消融

- ◆ 适应证
  ——有明确的心动过速发作史,药物治疗无效或不能耐受,或不愿接受长期药物治疗的患者;
  ——有预激综合征,虽无心动过速发作,但心电图恢复正常可使患者受益。
- ◆ 禁忌证
  ——严重的心脏或全身性疾病,不能耐受手术;
  ——严重的心脏或血管病变,阻碍导管操作;
  ——严重的电解质紊乱。

(周 菁)

第三节 宽 QRS 心动过速

概述

宽 QRS 心动过速是指频率>100 次/分和 QRS 波时限≥120 ms 的心动过速,主要包括室性心动过速(室速)、室上性心动过速(室上速)

伴束支阻滞（或差异性传导）、室上性心动过速经房室旁路前传等。

临床表现

心悸、气短、头晕、焦虑，严重病例可致黑矇、晕厥。

鉴别诊断流程

多使用 1991 年 Brugada 提出的心电图鉴别诊断流程图。

主要包括（表 12-3-1～表 12-3-2，图 12-3-1～图 12-3-2）。

表 12-3-1　室速与室上速伴束支阻滞的鉴别

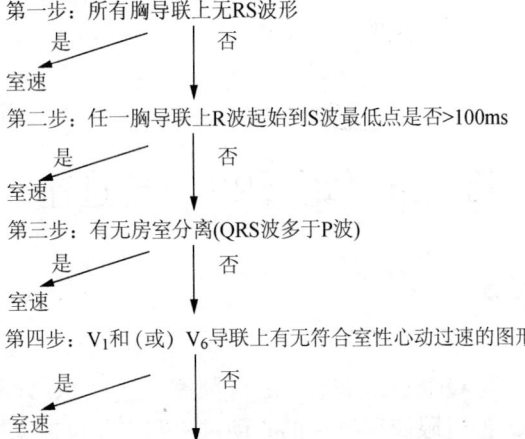

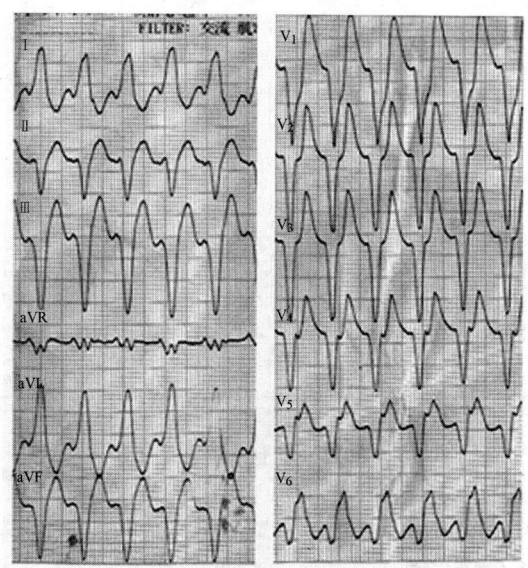

图 12-3-1 室性心动过速

胸导联 QRS 主波均为负向波,无 RS 波形,QRS 波起始点至 S 波最低点>100 ms,符合室速表现。

表 12-3-2 室速与室上速经旁路前传(预激性心动过速)

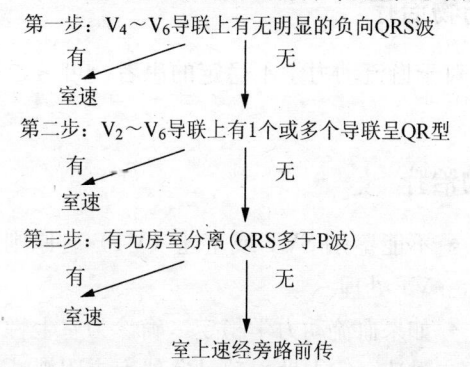

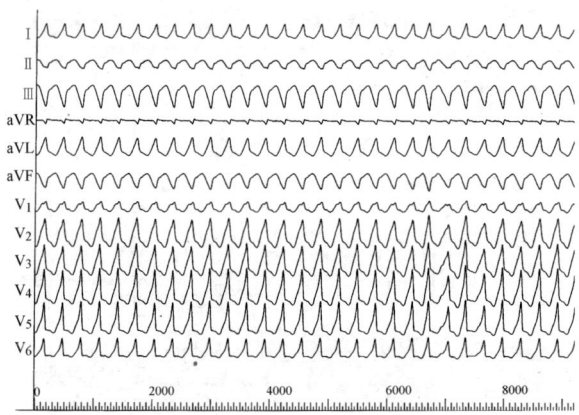

图 12-3-2　室上速经旁路前传

宽 QRS 波心动过速，$V_4 \sim V_6$ 导联上无明显的负向 QRS 波；$V_2 \sim V_6$ 导联上无导联呈 QR 型；未见房室分离，故考虑为室上速经旁路前传（窦性心律时心电图示预激综合征）。

治疗

非药物治疗

对于血流动力学不稳定的患者，可考虑行电转复。

药物治疗

- 不能鉴别 SVT 或室速（VT）时原则上按 VT 处理。
- 如果血流动力学稳定，确诊为室上性心动过速（室上性心动过速伴束支阻滞或差异性传导），处理原则同窄 QRS 波心动过速。
- **药物选择**（以下具体用药参见"抗心律失常药物"一节）
—可选择静脉给予普鲁卡因胺和（或）索他洛尔。如无普鲁卡因胺亦可选用普罗帕酮。
—利多卡因对 VT 的有效率达 80%，对 SVT 及预激综合征无明显不利作用，亦是主要的选择药物。
—也可考虑应用胺碘酮，特别是左室功能受损或有心力衰竭征象的患者。
—如为节律不规则的宽 QRS 心动过速（如预激伴心房颤动），首先推荐直流电复律；如果血流动力学稳定，也可静脉使用伊布利特。

处理中应注意：
- 不能使用维拉帕米、地尔硫䓬或洋地黄进行试验性治疗。因为维拉帕米或地尔硫䓬可使 VT 患者血流动力学恶化，甚至演变成心室颤动（室颤）；对于旁路前传室上性心动过速患者，可使旁路不应期缩短，使心室率加快，也可演变成室颤。
- 洋地黄对 VT 患者不利，也可缩短旁路不应期，增快心室率，且对 SVT 伴室内差异性传导的疗效不佳。

射频消融

- 适应证：
  —有明确的心动过速发作史，药物治疗无效或不能耐受或不愿接受长期药物治疗的患者。
- 禁忌证
  —严重的心脏或全身性疾病，不能耐受手术；
  —严重的心脏或血管病变，阻碍导管操作；
  —严重的电解质紊乱。

(周　菁)

第四节　病态窦房结综合征

定义

由于窦房结及邻近组织病变导致窦房结起搏及窦房传导功能障碍，产生多种心律失常及临床表现。病变可局限于窦房结，也可同时累及房室结而形成双结病变。患者可发生窦性心动过缓、窦房传导阻滞、窦性停搏、慢-快综合征、继发于阵发性心动过速后的长间歇。

临床表现

症状

- 由于心率减慢而导致重要脏器供血减少,以脑供血不足的症状为主。轻度表现为乏力、头晕、记忆力减退、反应迟钝,严重表现包括黑矇、晕厥、阿斯综合征。
- 心动过缓导致的心脏症状多不明显。伴有阵发性心房颤动的患者可有心悸症状,伴有其他器质性心脏疾病时,可发生心力衰竭及心绞痛。

体征

脉率、心率减慢,可能出现脉搏、心搏脱漏。可伴有心房颤动的体征。

辅助检查

心电图

可能捕捉到窦性心动过缓、窦房传导阻滞及窦性停搏,部分患者可能间断发生心房颤动、房性心动过速。

动态心电图

- 对可疑病态窦房结综合征患者均应进行动

态心电图检查。
- 24 小时总心率低于 70000 次,平均心率 <50 次/分,最低心率持续 <40 次/分,出现超过 2.5s 的长间歇,均提示窦房结功能障碍。

植入式心电记录器

对于可疑因心动过缓导致偶发晕厥的患者,可采用植入式心电记录器,进行心电信息的长程记录,并结合事件记录以提高诊断的敏感性。

窦房结功能检查

- 采取食管调搏试验或心内电生理检查测定窦房结恢复时间(SNRT)、校正的窦房结恢复时间(CSNRT)、窦房传导时间(SACT)。
- SNRT>1500 ms、CSNRT>525 ms、SACT>200 ms 均提示窦房结功能异常。显著异常的结果对诊断病态窦房结综合征有参考意义。
- 对于通过病史采集和心电图检查已确诊窦房结功能障碍的患者,无须进行此项检查。

阿托品试验

- 记录基础心电图,静脉推注阿托品 1.5~2 mg 后,于推注 1、2、3、5、10、15、20 分钟后分别描记心电图。

- 给药后窦性心率增加至 90 次/分以上为阿托品试验阴性,不能增加至 90 次/分以上为阳性。
- 在无症状的单纯窦性心动过缓患者中,阿托品试验多数为阴性,提示迷走神经张力增加。

诊断与评估

窦房结功能障碍的诊断:

- 辅助检查发现窦性心动过缓、窦房传导阻滞、窦性停搏、慢-快综合征、继发于阵发性心动过速后的长间歇,提示窦房结功能障碍。
- 明确是否存在导致窦房结功能障碍的其他病因,如迷走神经张力增加、急性心肌梗死、心肌炎、甲状腺功能减退症、药物作用等。
- 对于这些病因,应评估其导致的窦房结功能障碍是否为可逆性;对于药物导致的窦房结功能障碍,应评估继续服用致病药物的必要性。

处理

治疗目标

正确评估患者症状与心动过缓的相关性、导

致窦房结功能障碍的病因是否可逆、窦房结功能障碍对患者预后的影响,合理选择永久起搏治疗。

治疗原则

窦房结功能障碍患者并不是全部需要植入永久起搏器。目前国内的治疗指南对永久起搏治疗的适应证进行了如下推荐:

- 以下情况需要选择起搏治疗:
  —窦房结功能障碍伴症状性心动过缓;
  —窦房结功能不良伴症状性心动过缓;
  —因其他疾病必须服用的药物导致的症状性心动过缓。
- 以下情况推荐选择起搏治疗:
  —窦房结功能障碍,心率<40次/分,有心动过缓症状,但未证实症状与心动过缓有关;
  —晕厥原因不明的患者,有窦房结功能障碍的客观证据。
- 以下情况可以考虑起搏治疗:
  清醒时心率长期<40次/分,伴轻度心动过缓的相关症状。
- 以下情况不应选择起搏治疗:
  —无症状的窦房结功能障碍患者;
  —可疑心动过缓症状发作时心率正常;
  —因服用非必需的药物而导致的症状性心动过缓。

- 永久起搏器类型的选择

部分窦房结功能障碍的患者同时伴有房室传导异常，或者在之后发生房室传导异常。因此，建议窦房结功能障碍患者植入双腔起搏器。

第五节 房室传导阻滞

定义

由于心脏传导系统病变导致电活动自心房至心室的传导延迟、不同比例传导脱漏甚至完全不传导，称为房室传导阻滞。心房内、房室结、希氏束、左右束支、分支及浦肯野纤维系统的传导异常均可导致房室传导阻滞。

临床表现

症状

- 一度房室传导阻滞多无症状；
- PR间期明显延长（如>0.3秒）可导致房室收缩不协调，而出现头晕、乏力、心悸、低血压等症状。
- 二度房室传导阻滞可出现心悸、心脏漏跳的症状。当发生2∶1房室传导阻滞或三度房室传导阻滞时，可出现重要脏器供血减少的表现，以脑供血不足的症状为主。轻度表现为乏力、头晕、记忆力减退、反应迟钝；严重表现包括黑矇、晕厥、阿斯综合征。

体征

- ◆ 一度房室传导阻滞时，PR 间期明显延长，可出现 S_1 减弱。
- ◆ 二度房室传导阻滞时听诊可出现心搏脱漏。
- ◆ 三度房室传导阻滞时，当心房与心室同时收缩时可听到响亮的第一心音，即"大炮音"。

辅助检查

心电图

可明确诊断房室传导阻滞。

一度房室传导阻滞（图 12-5-1）

房室传导延缓，但每一个心房激动均能够下传激动心室，心电图表现为每个 P 波后均存在 QRS 波群，但 PR 间期>0.20 秒。

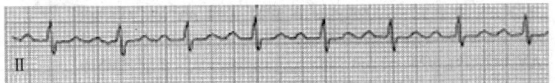

图 12-5-1　一度房室传导阻滞

二度房室传导阻滞

- 二度 I 型房室传导阻滞（图 12-5-2）表现为 PR 间期逐渐延长，直至一个 P 波不能下传心室。

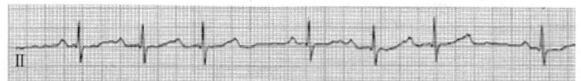

图 12-5-2　二度 I 型房室传导阻滞

- 二度 II 型房室传导阻滞（图 12-5-3）表现为心房激动以恒定的 PR 间期下传心室数个以后，QRS 波群突然脱失。

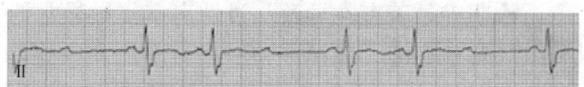

图 12-5-3　二度 II 型房室传导阻滞

三度房室传导阻滞（图 12-5-4）

P 波与 QRS 波无关，各有自己的节律，心房率快于心室率，心室节律为结性或室性逸搏心律。

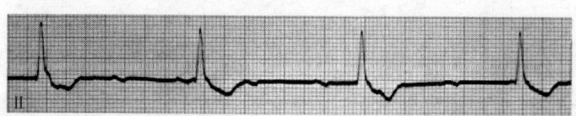

图 12-5-4　三度房室传导阻滞

动态心电图

对于间断发生的房室传导阻滞,能够提高诊断的敏感性。

心内电生理检查

明确房室传导关系,确定房室传导阻滞发生的部位,为选择永久起搏治疗提供依据。

诊断与评估

- ◆ 依据心电图检查诊断房室传导阻滞。
- ◆ 明确是否存在导致一过性房室传导异常的其他病因,如迷走神经张力增加、急性心肌梗死、心肌炎、药物作用等。
  —急性心肌梗死所致的房室传导阻滞一般在 2 周内可以恢复;
  —药物所致的房室传导阻滞,应评估继续服用致病药物的必要性。
- ◆ 对二度及三度房室传导阻滞,判断传导阻滞发生的部位。

处理

治疗目标

正确评估房室传导阻滞的程度、部位、与症

状的关系、是否存在可逆性病因、对患者预后的影响，合理选择永久起搏治疗。

永久起搏治疗的适应证

目前国内指南对永久起搏器的适应证进行了如下推荐：

- ◆ 以下情况应选择起搏治疗：
  —三度房室传导阻滞或严重的二度房室传导阻滞伴有以下情况：
  - 心动过缓症状（包括心力衰竭），或与心动过缓相关的室性心动过速；
  - 伴有心动过速等其他疾病，需要使用减慢心率的药物；
  - 清醒、无症状的患者，有≥3.0秒的长间歇，或逸搏心率＜40次/分，或传导阻滞发生在房室结水平以下（二度Ⅱ型房室传导阻滞伴宽QRS波）；
  - 清醒、无症状的患者，伴有心房颤动时发生≥5.0秒的长间歇；
  - 房室结消融术后；
  - 心脏外科手术后发生的传导阻滞，预计不能逆转；
  - 由神经肌肉疾病导致的传导阻滞。

  —二度房室传导阻滞伴心动过缓症状，无论阻滞的部位及类型如何。
  —无症状的三度房室传导阻滞，伴心脏肥

大或心室功能不全，或阻滞部位在房室结以下，则心率>40次/分时也应给予起搏治疗。
—二度或三度房室传导阻滞发生在运动中，无心肌缺血的证据。
- 以下情况推荐选择起搏治疗：
  —无症状的持续性三度房室传导阻滞，不伴心脏肥大，清醒时逸搏心率>40次/分；
  —无症状的二度房室传导阻滞，电生理检查证实阻滞发生在希氏束或希氏束以下；
  ——度或二度房室传导阻滞，伴有血流动力学异常的症状；
  —二度Ⅱ型房室传导阻滞伴窄QRS波。
- 以下情况可以考虑行起搏治疗：
  由神经肌肉疾病导致的任何程度的房室传导阻滞，因有发生不可预计的进展性传导阻滞的可能。
- 以下情况不应选择起搏治疗：
  —无症状的一度房室传导阻滞；
  —无症状的二度Ⅰ型房室传导阻滞，阻滞部位在希氏束以上，或无法证实阻滞部位在希氏束或以下；
  —预期可以逆转、并估计不会复发的房室传导阻滞，如药物毒性、迷走神经张力一过性升高等。

永久起搏器类型的选择

- 永久性心房颤动患者接受房室结消融导致的三度房室传导阻滞应植入单腔起搏器;
- 其他房室传导阻滞患者接受起搏治疗均应植入双腔起搏器,以保证房室顺序起搏。

(蒋 捷)

第十三章 离子通道病

第一节 Brugada 综合征

定义

Brugada 综合征是遗传性心脏离子通道病，特征包括：心脏结构正常；ECG 上 $V_1 \sim V_3$ 导联特征性 ST 段下斜形或马鞍形抬高；可伴致命性心律失常，引起晕厥及猝死。

临床表现

心电图（图 13-1-1）表现分为三型，可伴室性心律失常。

- Ⅰ型："穹窿形"ST 段抬高 >0.2 mv，J 波抬高，T 波倒置，ST 段与 T 波间无等电位线。
- Ⅱ型：J 波幅度 >2 mm，ST 段下斜形抬高，T 波正向或双向，ST 段呈马鞍形。
- Ⅲ型：ST 段抬高 <1 mm。可为"穹窿形"或"马鞍形"或二者兼有。

第十三章 离子通道病

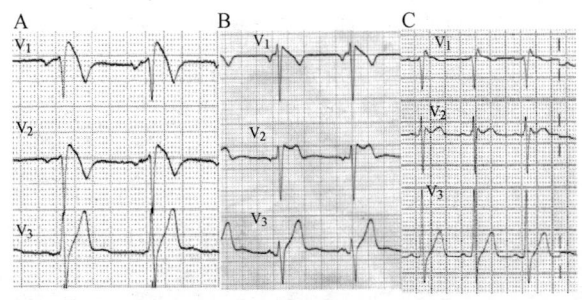

图 13-1-1　Brugada 综合征心电图
A. Ⅰ型（确诊）；B. Ⅱ型（可疑）；C. Ⅲ型（可疑）

诊断依据

心电图改变是必要条件，遗传学检测是金标准，建议：

- Ⅰ型：$V_1 \sim V_3$ 至少一个导联有Ⅰ型ST段抬高，无论是否已使用钠离子通道阻滞剂，且伴有下列情况之一：
  —有心电学记录的心室颤动（室颤）、多形性室速、心脏性猝死家族史、年龄＜45岁；
  —家族成员中有Ⅰ型心电图改变；
  —电生理检查可诱发室速或室颤；
  —晕厥或夜间垂死呼吸。

单纯心电图特征者称为"特发性 Brugada 综合征样心电图改变"。

- Ⅱ型：Ⅱ型改变经药物（阿义吗啉或氟卡尼）激发后变为Ⅰ型，意义等同于Ⅰ型。

—有临床表现,药物激发试验时 ST 段抬高 2 mm 或以上者,可能性大。
—药物激发试验阴性者可能性小,ST 段抬高<2 mm 者诊断不确定。
- Ⅲ型
—Ⅲ型改变经激发试验后变为Ⅰ型,等同于Ⅰ型,应进行相应筛查。
—激发试验转为Ⅱ型时不能确定;J 波抬高 1 mm 的Ⅰ型且有临床表现者,应高度警惕,可行心内电生理检查。

危险分层

- A 组:高危组,基础状态下 ST 段抬高,有晕厥史,应植入埋藏式心脏复律除颤器(ICD)。
- B 组:中危组,基础状态下 ST 段抬高≥2 mm,但无晕厥史。
- C 组:低危组,遗传学阳性,临床表现阴性,激发试验阳性。如随访出现晕厥、心悸等表现,应重新评估。

治疗

非药物治疗

- ICD 可有效预防猝死,针对高危组,无需行电生理检查。
- ◆ 射频消融术治疗：针对室早的射频消融可能预防室速和室颤。
- ◆ 起搏器治疗：猝死和晕厥与心率缓慢有关时可采用，但疗效尚未被临床试验证实。

药物治疗

- ◆ 禁忌用药：多数 I 类抗心律失常药和三环类抗抑郁药，如氟卡尼、普罗帕酮等。
- ◆ 无效药物：胺碘酮和 β 受体阻滞剂。
- ◆ 有效药物：奎尼丁阻滞 I_{to}，需较大剂量（1200～1500 mg/d）。
- ◆ 其他：电风暴可用异丙肾上腺素治疗，用法：异丙肾上腺素 1～2 μg 静脉注射，随后 0.15 μg/min 持续静脉滴注，维持 1～3 天。

（贺鹏康　吴　林）

第二节　长 QT 综合征

定义

长 QT 综合征（long QT syndromes，LQTS）是指心电图上 QT 间期延长，T 波异常，易发生室性心律失常，尤其是尖端扭转型室速、晕厥和猝死。

病因

主要分为获得性及遗传性。

获得性 LQTS 的病因

药物性长 QT 综合征

- 具有 Ia 类和 Ⅲ 类作用的药物引起的,见抗心律失常药物一节。
- 非心脏科用药导致的:抗生素:主要有大环内酯类(红霉素)和喹诺酮类(格雷沙星,莫西沙星);胃肠动力药(西沙比利);抗过敏药(特非那定);三环类抗抑郁药(氟哌噻吨美利曲辛片),抗精神病药(酚噻嗪,氟哌啶醇,齐拉西酮),抗真菌药(酮康唑,伊曲康唑);其他,如托特罗定,喷他脒,金刚烷胺,氯喹,阿司咪唑,普罗布考,酮色林,罂粟碱,蒽环类化疗药,三氧化二砷等。

电解质紊乱

低钾血症,低镁血症,低钙血症。

毒素

可卡因、有机磷化合物。

严重心动过缓

病态窦房结综合征,高度 AVB,甲状腺功能减退症,低体温。

其他

脑血管意外,心肌缺血,自主神经系统疾

病,HIV 感染。

遗传性长 QT 综合征

- 有 13 种遗传学异常与 LQTS 有关,称为 LQT1~13;2 种与常染色体隐性遗传有关的 LQTS,分别命名为 JLN1 和 JLN2。
- 临床最常见的 LQT 是 1 型、2 型和 3 型,共占 90%。遗传学原因分别是缓慢激活的延迟整流钾电流(I_{Ks}, LQT 1)和快速激活的延迟整流钾电流(I_{Kr}, LQT 2)的功能降低,以及延迟钠电流增大(late I_{Na}, LQT 3)。

临床及诊断标准

临床特点

- 晕厥或猝死是由多形性室速,或称为尖端扭转型室速引起的。
- LQT 1 心律失常多发生在情绪激动、运动、游泳或其他交感神经过度兴奋时。心电图(图 13-2-1)表现为 QT 间期延长、T 波幅度高及基底部宽。
- LQT 2 心律失常多发生在缓慢心率或长间歇之后,心电图表现为 QT 间期延长、T 波低平、出现 U 波。
- LQT 3 心律失常多发生在夜间,无明显交感神经兴奋，夜间猝死。心电图表现为ST段延长、T波窄而高尖。

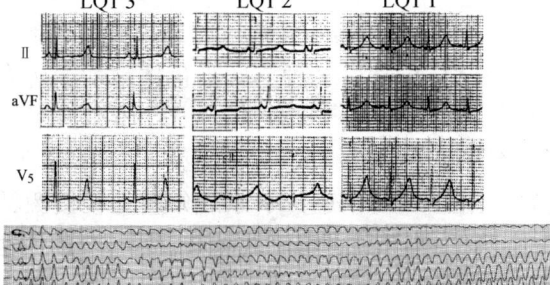

图 13-2-1　LQT 的心电图表现

三种类型长 QT 综合征的典型心电图表现（上图）；LQT 2 患者合并的尖端扭转型室速（下图）。

诊断

依据家族史、心律失常或晕厥和 QTc 延长。QTc 处于临界值（0.44s＜QTc＜0.47s）时需行运动试验及动态 ECG 检查。

治疗原则及方法

- 肾上腺素能 β 受体阻滞剂：为首选治疗，应用到可耐受的最大剂量，可明显改善症状。应坚持长期甚至终身服药。
- 左心交感神经切除术（LCSD）：可经胸腔镜进行。

- ◆ 心脏起搏：预防心率过慢，特别是在使用较大剂量β受体阻滞剂时。包括临时心脏起搏和永久起搏。三种起搏方式（AAI、VVI、DDD）均有效。
- ◆ 埋藏式心脏复律除颤器（ICD）：适用于经充分剂量的β受体阻滞剂〔普萘洛尔达到3 mg/(kg·d)〕和LCSD治疗后仍有晕厥发作者；β受体阻滞剂治疗期间有心脏骤停而需心肺复苏者；首次心脏事件即是心脏骤停者。
- ◆ 对于获得性LQTs，因为合并存在的多种影响复极的因素可能发生协同作用导致心律失常，需予以注意，纠正可逆的影响因素。
- ◆ 补钾、补镁可抑制触发激动、减少尖端扭转型室速发作。
- ◆ 其他治疗：美西律对LQT3有效，对其他类型LQTs的治疗是"探索性"的，可在正规的抗肾上腺素能治疗的前提下应用。

（贺鹏康　吴　林）

第三节　短QT综合征

定义

短QT综合征（SQTS）是遗传因素导致基

因突变而引起的心电图 QT 间期过短,并伴发恶性室性心律失常。

病因

是一种心肌离子通道病,3 种单基因突变分别导致外向钾电流 I_{Kr}、I_{Ks} 和 I_{K1} 增强,从而造成 QT 间期缩短。

临床表现

- ECG 上 ST 段近乎消失,心率变化时 QT 间期变化不明显,合并 T 波高、尖、窄,甚至不对称。
- 可无症状或有头晕、心悸、晕厥、猝死。合并的心律失常包括心房颤动、室速和室颤。
- 无器质性心脏病的证据。
- 多呈家族聚集性,与年龄、性别无明显关系。

诊断

- 是比较罕见的临床综合征。目前没有统一的诊断标准,基因诊断还未纳入诊断标准。

- 目前的共识是判定短QT间期,并除外引起QT间期缩短的继发性原因,结合病史和家族史中心房颤动、室速、室颤或猝死的情况,作出综合诊断。
- 心率校正后的QT间期:QTc间期持续≤300 ms,在心率偏快的儿童中可能漏诊。
- QT间期预测值:用Rautaharju公式[QTp = 656/(1 + 心率/100)]计算出QTp,对2.5%的正常人人群可能误诊。
- 需要同时排除引起QT间期缩短的可逆性因素,包括发热、交感神经兴奋、低钾血症、高钙血症、低氧血症、药物(如洋地黄类药物)。

治疗

- 植入型心律转复除颤器:是最有效的治疗手段,病例选择应依据临床表现、QT间期、心律失常特征和高发SCD家族史。
- 药物治疗
  - 奎尼丁可阻滞I_{Kr}和I_{Ks},延长有效不应期(≥200 ms),使QT间期恢复正常并预防室性心律失常。丙吡胺也有一定疗效。
  - D-索他洛尔对除SQT1外的其他类型SQTs有效。
  - 国内有报道称胺碘酮治疗可延长动作电

位时程和预防心律失常。
- —普罗帕酮可治疗 SQTs 合并心房颤动,预防心房颤动的发生,不影响 QT 间期。
- ◆ 射频消融:对 SQTs 合并的多发 VT 和 VF 有一定疗效。

(贺鹏康 吴 林)

第十四章 晕厥与猝死

第一节 晕厥

定义

晕厥是一过性全脑低灌注导致的短暂性意识丧失,特点为速发、短暂和自发性完全恢复。依据病理生理机制分为神经反射性晕厥、体位性低血压性晕厥及心源性晕厥。

病因

神经反射性晕厥

此类晕厥主要由于在正常状态下控制循环系统的心血管反射对刺激因素出现间歇性的不恰当反应,引起血管扩张和(或)心动过缓,导致动脉血压降低及全脑灌注减少。依据诱发因素不同又可分为以下几类。

- 血管迷走性晕厥:是最常见的类型,由情绪或直立位诱发。
- 情境性晕厥:与一些特殊情境相关,如咳嗽、打喷嚏、吞咽、排尿及运动等诱发。
- 颈动脉窦晕厥：多由刺激颈动脉窦诱发。
- 不典型晕厥：多数没有明确的诱发因素或无典型症状。

直立性低血压性晕厥

- 原发性自主神经异常性晕厥，包括：
  —单纯自主神经衰竭；
  —多系统萎缩；
  —帕金森病合并自主神经衰竭等；
- 继发性自主神经异常性晕厥，包括：
  —糖尿病；
  —淀粉样变性；
  —尿毒症；
  —脊髓损伤等。
- 药物致体位性低血压，包括：
  —乙醇；
  —血管扩张剂；
  —利尿剂；
  —吩噻嗪类药物；
  —抗抑郁药等。
- 血容量不足，包括：
  —出血；
  —腹泻；
  —呕吐等。

心源性晕厥

心律失常性晕厥

是心源性晕厥最常见的病因,包括:

- ◆ 缓慢性心律失常
  - —病态窦房结综合征(窦房结功能受损,产生窦性停搏及窦房阻滞,以及慢-快综合征);
  - —严重的获得性房室传导阻滞(莫氏Ⅱ型、高度及完全性房室传导阻滞);
  - —起搏器功能异常。
- ◆ 快速性心律失常
  - —室上性心动过速;
  - —室性心动过速(原发性、继发于器质性心脏病或离子通道病)。
- ◆ 药物诱发的缓慢性及快速性心律失常。

器质性疾病

- ◆ 心源性包括:
  - —梗阻性心脏瓣膜病;
  - —急性心肌梗死/缺血;
  - —肥厚型心肌病;
  - —心房黏液瘤;
  - —心包疾病、心脏压塞;
  - —先天性冠状动脉异常等。
- ◆ 其他:
  - —肺栓塞;
  - —急性主动脉夹层;

——肺动脉高压。

初始评估

对表现为短暂性意识丧失的患者进行初始评估时，应注意询问以下事项：

病因相关的病史：

- 晕厥发作前的情况（体位或活动等）；
- 发作起始的伴随症状（恶心、呕吐、腹部不适、大汗等）；
- 目击者看到的情况；
- 发作结束时的情况（胸痛、大小便失禁等）。

患者的背景资料

包括心源性猝死家族史、既往病史、药物使用情况等。

详细的体格检查

辅助检查

- 心电图；
- 超声心动图检查；
- 直立倾斜试验。

通过上述评估应明确以下3个问题：

- 是否为晕厥事件？
- 病因是否已经明确？

- 是否存在心血管事件或可能导致死亡的高危因素?

晕厥诊断

详细的病史询问在多数情况下有助于鉴别晕厥与非晕厥,但有时非常困难,应包含以下问题:
- 是否为完全性意识丧失?
- 意识丧失是否为一过性、快速起病及短暂性?
- 晕厥是否为自发性、完全恢复且不留后遗症?
- 是否有丧失肌张力?

若上述问题的答案均为肯定的,则晕厥可能性极大。若≥1个问题的答案为否定,则应首先排除其他类型的意识丧失。

晕厥的病因诊断及辅助诊断检查

颈动脉窦按摩

- 按摩颈动脉窦,如果出现窦性停搏>3s和(或)收缩压下降>50 mmHg,可诊断为颈动脉窦过敏;
- 如同时伴有自发性晕厥则为颈动脉窦综合征。

- 应注意：既往有短暂性脑缺血发作史、过去3个月内罹患卒中或有颈动脉杂音（颈动脉多普勒超声检查证实无明显狭窄者除外）均属颈动脉窦按摩的禁忌证。

直立倾斜试验

- 由卧位改为立位时如收缩压下降≥20 mmHg或舒张压下降≥10 mmHg，或收缩压<90 mmHg且伴晕厥者，即为直立倾斜试验阳性。
- 如直立倾斜试验中出现低血压/心动过缓伴晕厥，则可诊断为反射性晕厥。
- 若试验中仅出现低血压/心动过缓，无晕厥，则考虑反射性晕厥可能性大。

应注意：直立倾斜试验前应除外器质性心脑血管病。

心电监测（无创和有创心电监测），包括：

- Holter、住院期间的监测、事件记录仪。
- 体外或植入式心电记录仪以及远程（家庭）监护系统。

主要用于诊断心律失常性晕厥，若临床症状与心律失常同时出现，则心源性晕厥诊断成立。

电生理检查

- 不建议对左室射血分数（LVEF）严重下

降的晕厥患者进行电生理检查。
- 主要用于晕厥伴间断性心动过缓、心动过速以及双束支阻滞的患者。

腺苷三磷酸（ATP）试验

在 ECG 的监护下，快速（<2 s）注射 20 mg ATP 或腺苷，诱发出房室传导阻滞且室性停搏>6 s，或诱发的房室传导阻滞>10 s，则有临床意义。

超声心动图及其他影像学检查

- 心脏超声可识别器质性心脏病（如主动脉瓣狭窄、肥厚型梗阻性心肌病、心房黏液瘤和心包填塞等）以及辅助诊断主动脉夹层及肺栓塞；
- 若经胸超声心动图检查无法明确，可考虑行经食管超声、CT 或 MRI 检查。

运动试验

- 主要用于既往在运动中或运动后即刻发生晕厥的患者。
- 运动中或运动后即刻诱发出晕厥、心电图有异常改变或严重低血压者具有诊断意义。
- 如运动中出现二度 I 型或三度 AV 阻滞，即使未发生晕厥也有诊断意义。

心导管检查

该检查应在疑似心肌缺血或心肌梗死的患者

中进行，用于排除缺血诱发的心律失常。

精神疾病（状态）评价

晕厥与精神疾病相互影响。多种治疗精神病的药物可通过直立性低血压和延长QT间期导致晕厥。

神经系统评价

晕厥患者发作间期脑电图（EEG）正常不能排除癫痫。疑由癫痫或自主神经异常所致者应行神经系统检查。

疑似晕厥患者的诊断流程见图14-1-1

晕厥的治疗

治疗目标为预防复发及相关外伤、改善生活质量和延长生存期。

反射性晕厥的治疗

- ◆ 患者教育和生活方式干预，包括：
  - —尽量避免诱发因素和情境（如热而拥挤的环境、容量不足、长时间直立体位、情绪激动等）；
  - —使其认识前驱症状并采取终止晕厥的必要措施（如就地平卧）。
- ◆ 物理治疗
  - —交叉腿：
    站立位或坐位时将腿交叉搭在另一条腿

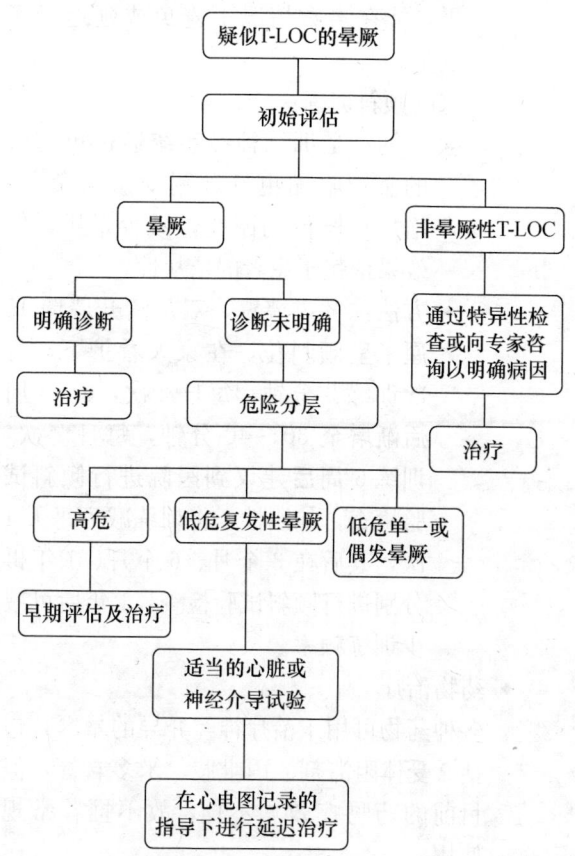

图 14-1-1 疑似短暂性意识丧失（T-LOC）患者的诊断流程

上，压于大腿部。

—握力训练：

等长双手握力训练及伸直双臂。

以上这两种物理抗压训练可以增强骨骼肌张力，增加回心血量，提升血压水平,能在多数情况下避免或延迟晕厥发生。

—家庭倾斜训练:
- 目的:是训练神经系统通过更有效的血管收缩更好地耐受重力负荷,增加对体位的耐受,减少晕厥,但效果依赖于患者的依从性。
- 方法:背靠墙壁,双足离开墙壁15厘米呈倾斜位,在家人看护下,每次训练5分钟,每日2次,6~8周后渐增至30~40分钟,每日2次,训练6周后建议到医院进行倾斜试验检查,如阴性,将训练减为每天1次,其后在3个月、6个月、1年再分别进行倾斜试验检查,1年后可减少训练频率。

◆ 药物治疗

多种药物可用于治疗神经介导的晕厥,包括β受体阻滞剂、丙吡胺、米多君等,但目前的药物疗效均不佳,故不推荐常规使用。

◆ 心脏起搏对发生晕厥并存在严重缓慢性心律失常的患者有效。主要用于明确的心脏抑制性颈动脉窦综合征以及年龄大于40岁、反复发作反射性晕厥且监测到自发性心脏抑制性反应的患者。

直立性低血压性晕厥的治疗

- ◆ 患者教育和生活方式干预
  - —停用可疑的药物。
  - —应鼓励不合并高血压的患者摄入足量的水（2~3L/d）和盐（10 g）。
  - —弹力袜也有助于减轻症状。
  - —冷开水对运动中或餐后低血压者有明显疗效。
  - —高枕位睡眠（头部抬高 10°）可维持适量的体液量及改善夜间高血压。
  - —有先兆晕厥时可采取交叉腿和蹲位姿势等预防措施。
- ◆ 药物治疗：
  - —米多君（一种 α 受体激动剂，5~20 mg，每日 3 次）为慢性自主神经功能衰竭患者的一线治疗药物。但心脑血管病患者禁用；
  - —氟氢可的松（0.1~0.3 mg，每日 1 次）对部分患者有效。

心源性晕厥的治疗

治疗目标为预防晕厥复发，治疗基础疾病和降低心源性猝死的风险。

心律失常性晕厥

- ◆ 窦房结功能不全：
  对于晕厥与心电图记录的心动过缓相关

者,植入永久性心脏起搏器非常有效。
- ◆ 房室传导系统疾病:

  植入永久性心脏起搏器对于症状性房室传导阻滞者非常有效,但对于左室射血分数(LVEF)降低、心力衰竭且 QRS 波增宽者,应考虑双心室再同步治疗。
- ◆ 阵发性室上性和室性心动过速:

  —对于典型的房室结双径路折返性心动过速、房室折返性心动过速和心房扑动相关性晕厥患者,导管消融为一线选择。

  —对于药物引起 QT 间期延长致尖端扭转型室速并造成晕厥者,及时停药非常关键。

  —特发性室速相关性晕厥患者适合接受导管消融或药物治疗。

继发于器质性心脏病或心血管疾病的晕厥

- ◆ 严重主动脉瓣狭窄或心房黏液瘤患者首选手术治疗。
- ◆ 对严重急性心肺血管疾病患者(如肺栓塞、心肌梗死或心脏压塞)应给予相应治疗。

心源性猝死高危者无法解释的晕厥

- ◆ 缺血性和非缺血性心肌病

  不明原因晕厥的缺血性或非缺血性心肌病伴心力衰竭或 LVEF 严重下降者应植入 ICD。
- ◆ 肥厚型心肌病

  肥厚型心肌病伴不明原因晕厥尤其是发作<6 个月、相对危险度>5 的患者,应植入 ICD(详参见肥厚型心肌病章节)。

- 致心律失常性右室心肌病（ARVC/D）

  对于年轻、广泛右室功能障碍、左室受累、有多形性室速、晚电位、猝死家族史以及缺乏其他晕厥病因的患者，应植入 ICD。

- 遗传性心脏离子通道疾病

  当缺乏其他晕厥病因，且无法除外快速性室性心律失常时，应考虑植入 ICD。

晕厥的预后

- 死亡及致命性事件的风险

  —器质性心脏病及原发性电生理疾病是心源性猝死及晕厥患者总体死亡率的高危因素；

  —伴严重合并症的直立性低血压患者与普通人群相比，其死亡风险增加 2 倍；

  —年轻且无器质性或电生理异常性心脏病的反射性晕厥患者，预后较好。

- 晕厥复发及外伤的风险

  —大约 1/3 的晕厥患者在 3 年内复发，而晕厥发生的次数是预测其复发的最佳指标。

  —晕厥患者中骨折和交通意外发生的概率约为 6%，而老年患者是晕厥合并外伤的主要人群。

（郑　博　丁文惠）

第二节　心脏性猝死

定义

心脏性猝死被定义为发病 1 小时内出现的非预期心脏性死亡。

病因

- 心室颤动；
- 持续性室性心动过速；
- 缓慢性心律失常；
- 心室停搏；
- 心脏破裂；
- 心脏压塞；
- 心脏流入、流出道急性梗阻。
- 大多数心源性猝死源于器质性心脏病，如：
  —冠心病（尤其是心肌梗死）；
  —肥厚型心肌病；
  —扩张型心肌病；
  —急性心肌炎；
  —瓣膜病等；
- 遗传性心律失常综合征同样是导致心源性猝死的重要病因。

临床表现

心搏骤停和呼吸停止。可依次出现下列症状和体征：

- 心音消失：立即出现；
- 脉搏触不到，血压测不出：立即出现；
- 意识突然丧失，若伴抽搐，称为阿斯综合征：10秒钟左右出现；
- 呼吸断续，呈叹息样，随后停止：30～60秒出现；
- 瞳孔散大：60秒左右出现。

第三节　心肺复苏

定义

心肺复苏是指针对心脏、呼吸骤停所采取的急救措施，包括基本生命支持和高级生命支持。

心肺复苏的实施要点

美国心脏协会心血管急救成人生存链包括以下环节：

- 立即识别心脏骤停，并启动急救系统；
- 尽早进行心肺复苏，着重强调胸外按压；
- 快速除颤；

- 有效的高级生命支持；
- 综合性的心脏骤停后治疗。

识别和呼救

- **判断意识**：患者取平卧位，用双手拍打患者双肩，同时在患者双耳附近呼唤患者，以判断其是否有反应。
- **呼吸的判断**：如果患者没有呼吸动作或仅有濒死样喘息，则符合心源性猝死的表现。
- **大动脉搏动**：单手放在体表大动脉搏动位置（如颈部甲状软骨旁及腹股沟处），用10秒钟判断是否仍有搏动，非专业人员可不做大动脉搏动的判断。
- **呼救**：判断患者出现猝死后，在即刻开始心肺复苏的同时，及时通过呼喊以及电子通讯设备进行呼救。

基本生命支持

包括胸外按压、人工呼吸以及电除颤。

- 基本生命支持的顺序应为胸外按压—打开气道—人工呼吸，如果存在室颤，应尽早除颤。

胸外按压

操作规程：

- 患者取去枕平卧位，取其胸骨下段1/2，一只手掌根部紧贴胸骨，另一只手重叠放置在这只手背上，注意：手指不能触碰患者胸壁。
- 以髋关节为支点，肩—肘—手掌连线与患者胸壁垂直，按压时肘关节保持固定伸直状态。
- 按压速率为不少于100次/分，按压幅度为不少于5cm。按压与通气的比例为30∶2。
- 注意事项：
  —垂直向下按压；
  —下压和放松时间相同；
  —放松时患者胸廓恢复正常位置；
  —放松时手掌不可离开患者胸壁；
  —最大限度地避免中断胸外按压。

打开气道

操作规程：

- 仰头举颏法：一手置于患者额部加压使其头后仰，另一手同时抬举患者下颏，尽量使其下颌角与耳根的连线与地面垂直，使舌离开咽后壁，开放气道。

- 推举下颌法:双手放置于患者头部两侧,肘部支撑在患者仰卧的平面上,四指上提患者下颌角,拇指向前推下颌。
- 注意事项:
  - 对怀疑有头、颈部创伤的患者用推举下颌法更安全,不会因颈部动作而加重颈部损伤。
  - 开放气道后及时清除口腔及气道异物。

人工呼吸

- 开放气道后,无需"看、听和感觉呼吸",立即开始 2 次人工呼吸。
- 人工呼吸的方式包括口对口、口对鼻及 507 气囊辅助呼吸。
- 口对口人工呼吸时,在以仰头举颏法确保气道通畅的前提下,操作者用置于前额的拇指和示指捏住患者鼻孔,正常吸一口气后(不需深吸气),用口唇把患者口唇全部包住,匀速向患者口中吹气,每次吹气应持续 1 秒,确保有明显的胸廓起伏。患者被动排气时,开放鼻道。
- 口对鼻人工呼吸时,在以仰头举颏法确保气道通畅的前提下,操作者用置于下颌的手指使患者口部闭合,正常吸一口气后(不需深吸气),用口唇把患者鼻孔全部包住,匀速向患者鼻中吹气,每次吹气应持续1秒,确保有明显的胸廓起伏。患者被动排气时,开放口部。

◆ 507气囊辅助呼吸
— 如有可能,将辅助装置连接给氧管道。如操作者位于患者右侧,则由左手除拇指外的四指将面罩完全覆盖患者口鼻,保证面罩密封无漏气,左手拇指抬举下颌保证气道通畅。右手则挤压气囊输送氧气。
— 操作者位于患者头侧,用一手拇指和示指固定,另外三指帮助抬举下颌,另一只手挤压气囊。
— 双人操作507气囊辅助通气时,一人在患者头侧,用双手拇指和示指固定面罩,双手另外三指抬举下颌。另一人单手挤压气囊进行通气。

◆ 注意事项:
— 胸外按压与人工呼吸的比例为30:2,即胸外按压30次后,给予2次人工呼吸。
— 无高级气道支持下人工呼吸时需停止胸外按压,有高级气道支持下人工通气时无需停止胸外按压,每6~8秒通气一次即可。
— 避免过度通气。

电除颤

双人操作心肺复苏时,一人进行胸外按压,另一人则开始准备电除颤。

- ◆ 患者平卧于硬板床上,充分暴露前胸。将两个电极板均匀涂抹导电糊,不应过多或过少。
- ◆ 如尚未打开除颤仪,则将除颤仪左侧旋钮由"断"拨至"手动通"。
- ◆ 确定除颤仪处于"非同步"状态,再次确定心律,调整除颤能量。
- ◆ 如为单相除颤仪则除颤能量为360J,如为双相除颤仪则能量为200J。
- ◆ 调整好除颤能量后,开始充电。
- ◆ 充电完成后,将电极板置于指定位置,即心底(胸骨右缘第2、3肋间)以及心尖外侧腋中线水平,确保电流贯穿心脏。
- ◆ 此时注意保证自己身体远离病床和患者身体,并通知其他救护人员。
- ◆ 将电极板紧压患者皮肤,双手同时按下放电按钮进行放电。
- ◆ 院内从发现室颤到首次除颤时间应小于3分钟。
- ◆ 注意事项:
  目前指南推荐单次除颤策略,即单次除颤后立即进行心肺复苏。

单次除颤后,无需常规检查心律,而应立即开始 5 个循环的心肺复苏后再判断。电除颤应尽早进行。

评估

- 心肺复苏每 5 个循环(2 分钟)后,应进行相应评估以检查患者是否恢复自主循环。检查患者:
  —神志
  —自主呼吸
  —大动脉搏动
  —瞳孔大小
  —皮肤颜色及温度
  —心律情况
- 如果仍为室颤,则需除颤治疗,然后继续 5 个循环的心肺复苏。
- 如果为电机械分离或停搏,则立即开始 5 个循环的心肺复苏至下一次评估。
- 注意事项:
  —每次评估后(2 分钟),应交换职责以确保心肺复苏的质量。

高级生命支持

在开始基本生命支持后,如条件允许,应

尽快开始高级生命支持,如气管插管机械通气、心肺复苏中的监测以及药物治疗等。

高级气道的建立和通气

- 高级气道包括气管插管、声门上气道、喉管、喉罩以及气管-食管联合导管等,这里只对最常用的气管插管进行介绍。
- 在不干扰胸外按压和电除颤的基础上,应尽快气管插管。
- 建立高级气道后,应确定插管位置,包括观察:
  —两次胸廓起伏,上腹部听诊(应没有声音)以及两肺野听诊(呼吸音充分对称);
  —还可以通过二氧化碳波形图进行监测。
- 注意事项:
  —人工通气时不需终止胸外按压,除非按压时通气严重不足。
  —通气者每6~8秒通气一次(每分钟8~10次)。
  —如果进行呼吸机机械通气,亦应采取容量控制模式,小潮气量(350~400 ml)、低频率(8~12次/分)以尽量避免过度通气。
  —在未恢复自主循环时吸入氧浓度可为100%。

心肺复苏中的监测：

- ◆ 复苏中的监测指标包括：
  - —心电监护
  - —动脉血压
  - —外周血氧饱和度
  - —中心静脉饱和度以及呼气末二氧化碳分压等。
- ◆ 这些指标有助于判断气管插管的位置、心肺复苏的质量以及是否恢复自主循环，如：
  - —呼气末二氧化碳分压≤10 mmHg，提示需要优化胸外按压参数提高心肺复苏质量。
  - —动脉舒张压≤20 mmHg 以及中心静脉饱和度≤30%时，亦提示需要提高心肺复苏质量。

药物治疗

- ◆ 心肺复苏过程中的给药途径包括：
  - —外周静脉通路（IV）
  - —骨内通路（IO）
  - —中心静脉通路
  - —气管内给药通路
  - —其中，首选外周静脉给药及骨内给药方式。
- ◆ 心肺复苏的药物（表14-3-1）主要包括：
  - —血管加压药
  - —抗心律失常药物
  - —其他药物

表 14-3-1　心肺复苏的药物

- 肾上腺素
  - 主要有益作用为激动 α 肾上腺素能受体,收缩外周血管以维持冠脉及脑灌注压。
  - 应用方法:心肺复苏期间每 3~5 分钟给药 1 mg,静脉注射(iv)或静脉滴注(io)。
- 血管加压素
  - 为非肾上腺素能血管收缩药,如果无法立刻得到肾上腺素,可静脉或骨内注射血管加压素 40IU 代替第一或第二次肾上腺素使用。
- 胺碘酮
  - 主要作用为阻断钠、钾、钙通道,并有阻断 α、β 肾上腺素能受体的特性。
  - 主要用于除颤、心肺复苏以及血管加压药物无反应的室颤和无脉性室速患者。
  - 用法为首剂 300 mg,iv/io,此后给予 150 mg,iv/io。
- 利多卡因
  - 如无胺碘酮可考虑应用
  - 用法为初始剂量 1~1.5 mg/kg,iv,如果为室颤或无脉室速,则每间隔 5~10 分钟可给予 0.5~0.75 mg/kg,iv,直至最大剂量 3 mg/kg。
- 镁剂
  - 有助于终止尖端扭转型室速,但不推荐常规用于室颤患者。
  - 用法为 1~2 g 稀释在 5% 葡萄糖盐水 10 ml 中静脉推注。

续表 14-3-1

- ◆ 阿托品
  - 主要作用为阻断胆碱能受体介导的心率和房室结传导的降低。对于无脉性电活动和心脏停搏者不推荐常规使用。对于有症状的严重心动过缓患者仍为一线用药。
  - 用法为 0.5 mg，iv，每 3～5 分钟重复一次，直至最大剂量 3 mg。
  - ◆ 碳酸氢钠
    - 主要用于存在代谢性酸中毒、高钾血症以及三环类抗抑郁药物过量的患者。
    - 应尽量避免早期使用，并且尽量小剂量缓慢静脉滴注，初始剂量为 1 mEq/kg。
    - 如可能，应严密监测血气分析以避免医源性碱中毒。

心脏骤停后的治疗

患者经过心肺复苏恢复自主循环后，仍需进行严密的高级监护，并启动心脏骤停后的治疗。主要包括：

优化机械通气

- ◆ 恢复自主循环后，应逐渐调整机械通气参数，仍以小潮气量策略为主（6～8 ml/

kg)，以保证呼气末二氧化碳分压为35～40 mmHg，并且在保证血氧饱和度≥94%的情况下，调整吸入氧浓度至最小值。

- 常规行胸部X线片检查以确保气道安全、帮助寻找病因及发现并发症。

低灌注状态

- 恢复自主循环后，患者仍可能处于低血压状态，因此，需要在严密监测血流动力学的情况下进行补液或扩容以及应用血管活性药物：

  —多巴胺 5～10 μg/(kg·min)，静脉滴注；

  —去甲肾上腺素 0.1～0.5 μg/(kg·min)，静脉滴注；

  —肾上腺素 0.1～0.5 μg/(kg·min)，静脉滴注；

  —必要时需使用机械辅助装置（如IABP）；

  —维持平均动脉压≥65 mmHg或收缩压≥90 mmHg。

神经科评估

- 应对恢复自主循环的患者进行连续的神经科评估，包括：

  —神志、角膜反射、瞳孔反射、自发眼球活动。

—必要时行脑电图检查和 CT/MRI 检查。

亚低温治疗

- 亚低温状态有助于减少脑损伤以及改善预后。
- 如无禁忌证,应通过静脉滴注 4℃ 的生理盐水;或通过冰毯、冰帽等进行体表降温。以诱导体温至 32~34℃ 维持 24 小时,此后可考虑以 0.25℃/h 的速度复温。

识别和治疗急性冠脉综合征

恢复自主循环后,应尽早通过心电图、心肌损伤标志物以及其他检查早期发现急性冠脉综合征,在给予相应抗栓治疗(如阿司匹林、氯吡格雷及肝素等)的同时,尽早转运至心脏中心进行冠脉造影检查,必要时进行血运重建治疗。

代谢监测

- 除上述监测外,还需严密监测:
  —肾功能、电解质、血糖以及乳酸水平。尽量维持血钾水平 $>3.5\,mmol/L$。
  —如果出现急性肾衰竭,则需考虑行床旁持续肾脏替代治疗。
  —血糖维持在 $8\sim10\,mg/dl$。

(郑 博)

第十五章 抗心律失常药物分类与适应证

抗心律失常药通过改变心肌细胞的电生理特性，使心律失常发生减少或消失。治疗快速性心律失常的药物通常分为四类。

Ⅰ类：阻滞快速钠离子通道，发生膜稳定作用，可分为三组：

Ⅰa类：对0相去极化速率及复极过程抑制均强，降低Vmax，减慢传导，同时延长动作电位时程，延长复极时间。常用药物有：奎尼丁，普鲁卡因胺，丙吡胺等；

Ⅰb类：对0相去极化速率及复极过程抑制均较弱，不降低Vmax，缩短动作电位时程。常用药物有：利多卡因，美西律，妥卡尼等；

Ⅰc类：显著抑制0相去极化，降低Vmax，减慢传导，常用药物有普罗帕酮、恩卡尼、氟卡尼、莫雷西嗪等；

Ⅱ类：β肾上腺素能受体阻滞剂。常用药物有：美托洛尔、艾司洛尔、比索洛尔、阿替洛尔、普萘洛尔等；

Ⅲ类：抑制钾离子通道，延长动作电位时程，延长复极。常用药物有：胺碘酮、决奈达隆、索他洛尔、多菲力特等。

Ⅳ类：阻断慢性钙离子通道，常用药物主要

有维拉帕米和硫氮䓬酮等。

需要指出的是：几乎所有的抗心律失常药都有引起新的心律失常或者使原有心律失常加重（称致心律失常作用）的可能性，有些药物甚至增加心源性死亡率或总死亡率，应用中应予以注意。

胺碘酮，亦称为乙胺碘呋酮、可达龙

作用与用途

为多离子通道阻断剂，兼有4类抗心律失常药物的作用，可扩张冠脉；用于室性或房性期前收缩、阵发性室上性或室性心动过速。心房颤动或心房扑动转复后维持窦性心律，以及预激综合征合并的心动过速或心房颤动。

对于顽固性室性心律失常、心肌梗死后室早、室速、室颤及猝死、肥厚型心肌病合并室性心律失常有治疗及预防作用，并有可能降低心律失常性死亡率。

用法与用量

口服一般每次0.2g，每日3次，服用一周后改为0.2g，每日2次，连服1周，以后改为每日0.2g作为维持量，根据疗效3~6个月后可逐渐改为每周5~6次或隔日一次，每次0.2g。对于严重的致命性心律失常，负荷量可增加至每日

800 mg，持续 1～3 周，心律失常得到控制后，减量至 400 mg/d，持续 1 个月，此后减小到最低有效剂量，通常为每日或每周 200～400 mg。

静脉用药：适用于恶性室性心律失常或室上性心律失常急需控制心室率的患者，应给予负荷量，一般为 75～150 mg，用 5%～10% 葡萄糖液 50～100 ml 稀释后静脉注入，注射时间不短于 10 min，必要时 0.5～1 h 后可重复该剂量，达效后静脉点滴维持量每分钟 1 mg 持续 6 小时，然后每分钟 0.5 mg 持续 18 小时。根据疗效调整剂量，可连用 3～5 d。

不良反应

肺毒性：少见，可致呼吸困难、肺部啰音、干咳、发热及缺氧表现，X 线可见肺部浸润性病变或肺间质纤维化，一旦出现应停药。

心脏副作用：可导致心动过缓及 AVB、室性心动过速恶化、QT 间期延长及尖端扭转型室速（发生率约 0.5%），也可加重原有的充血性心力衰竭及低血压等。

胃肠道反应：食欲不振、恶心、腹胀、便秘等。肝损害致转氨酶升高，罕见肝硬化。

其他：角膜色素沉着（20%～90%），沉着于前房不影响视力，停药后消失；甲状腺功能亢进（1%～2%）或甲状腺功能减退症（2%～4%）；神经系统损害少见，长期服用可见光过敏等。静脉注射会导致低血压。

相互作用

同时服用氟喹诺酮类或者大环类酯类或其他可能延长 QT 间期的药物会使 QT 间期进一步延长。

增加地高辛在体内的水平,应停用地高辛或者降低剂量 50%。可增加华法林治疗后的 INR 达 100%,应降低华法林剂量 33%~50%。

与辛伐他汀、洛伐他汀及阿托伐他汀联用可增加肌病和横纹肌溶解的风险。与 β 受体阻滞剂和钙离子拮抗剂联用的副作用发生率可能增高。

注意事项

严重房室传导阻滞、心动过缓及严重充血性心力衰竭时慎用或禁用。应定期检查甲状腺功能。服药一年内每 3 个月行 1 次 X 线胸片检查,两年后每年 2 次 X 线胸片检查。小剂量时可适当放宽检查时间(<300 mg/d)。

艾司洛尔(esmolol)

作用与用途

用于室上性心律失常合并快速心室率时快速控制心室率。

对于严重高血压患者,可有效控制围术期心动过速及高血压。对交感神经活动相关的室性心律失常和心室电风暴,以及甲亢和围生期患者的窦性心动过速有效。

用法与用量

负荷量 500 μg/kg 溶于 5% 葡萄糖液或生理盐水 100 ml 中，1 min 内注入，有效时给维持量每分钟 25~50 μg/kg，连续静滴 5 min，如不满意，再给负荷量，维持量加倍。

不良反应

低血压常见，停药后 30 min 内可恢复，局部刺激可致血栓性静脉炎，渗出血管外可致局部坏死，癫痫样发作罕见。

腺苷或三磷酸腺苷

作用与用途

抑制窦房结自律性；减慢房室结传导，特别是房室结的前向传导；国内常用三磷酸腺苷静脉快速给药。

可作为终止房室结折返及正向前传型房室折返性心动过速的首选药物。

暂时性减慢房速、心房扑动或心房颤动患者的心室率。

可用于鉴别宽 QRS 形心动过速，可终止或减慢室上性心动过速伴室内差异性传导，对旁路前传的 AVRT 及室速无效。

用法与用量

一次性静脉快速推注,不经稀释,最好直接注入中心静脉,成人和体重 50 kg 以上儿童:常用量 10～20 mg(中心静脉内可用 6～12 mg),2 分钟后可增加剂量重复给药,单剂不超过 30 mg。

体重 50 kg 以下者,腺苷起始剂量为 50～100 μg/kg,而后每隔 1～2 分钟给予 100～200 μg/kg,增加剂量,单次最大剂量不超过 300 μg/kg。

不良反应与注意事项

静脉快速给药时,有面红、呼吸困难、胸部压迫感、头晕、头胀、恶心、呕吐等。

可引起低血压。心动过速终止后可发生严重的一过性缓慢性心律失常,包括窦性心动过缓、窦性停搏及传导阻滞。

静脉快速推注的不良反应发生率高,给药后可发生暂时性严重心动过缓,甚至心脏停搏,有一定的危险性,需严密心电监护。

老年人、窦房结功能不全或冠心病患者慎用。有过敏史者禁用。

美托洛尔,亦称为倍他乐克、美多心安

作用与用途

减慢心率,减慢房室传导,抑制心肌收缩

力，降低心输出量及动脉血压。

可用于窦房结折返或房室结折返性心动过速，各种原因的窦性心动过速等。

可用于甲亢合并心动过速，多源性房速，以及房速、心房扑动或心房颤动时减慢心室率。

对各种与心脏儿茶酚胺刺激有关的室性心律失常，包括儿茶酚胺敏感型室速（CPVT）和心律失常电风暴有效。

可用于劳力型心绞痛、高血压病及心肌梗死后的二级预防等。

用法与用量

口服，剂量应个体化，从小剂量开始，逐渐加量，每次 25～50 mg，每日 2～3 次，个别病例可以酌情加量。

琥珀酸美托洛尔片（倍他乐克缓释片）每日可给药一次，根据患者情况从 23.75 mg 或 47.5 mg 起始，增加剂量至有效控制心率，最大量可达每日 190 mg 左右。

静脉注射，将 5 mg 美托洛尔用 5%～10% 葡萄糖液稀释至 20 ml，以每分钟 1～2 mg 速度推注，5 min 后可重复，总量 10～15 mg。

不良反应

较大剂量或个体敏感性高者可致严重的窦房结功能不全、房室传导阻滞及心功能不全。

大剂量可诱发哮喘患者哮喘发作。

偶有胃部不适、眩晕、抑郁、注意力不集中等中枢神经系统症状，以及性功能障碍等。长期给药可使三酰甘油（甘油三酯）水平升高；糖尿病患者使用时应检测血糖。

相互作用与注意事项

与钙离子拮抗剂合用时可致严重的缓慢性心律失常，甚至心脏停搏，禁忌与维拉帕米合用，特别是静脉给药，与地尔硫䓬合用应减量。

与西咪替丁合用时血浓度增高，与苯巴比妥合用时血浓度降低。

可发生首剂效应，应从小剂量开始应用。大剂量突然停药可诱发严重的心律失常、心绞痛、心肌梗死甚致猝死，应减量后停药。

严重的缓慢型心律失常患者行起搏治疗前禁用，严重的血流动力学不稳定者禁用。

哮喘患者应尽量不用。肝肾功能不良者减量慎用。

阿替洛尔

作用与用途

为选择性 β_1 受体阻滞剂，药理作用与美托洛尔相似。

临床用于窦性及室上性心动过速；心房扑动、房速、心房颤动时控制心室率。

详见防治心绞痛药一节。

(吴　林)

索他洛尔

作用与用途

用于治疗室性心律失常,特别是致命性室性心律失常。用于心房颤动/房速时维持窦性心律。

剂量与用法

口服:起始剂量为 40~80 mg,每日两次;根据需要可每 2~3 日增加剂量,逐渐加大至最大耐受量。每日最大量为 320 mg,大剂量时必须把握获益与致心律失常作用风险之间的平衡。

不良反应

致心律失常作用:可引起 QT 间期延长及尖端扭转型室性心动过速,发生率为 2.5%。应避免与其他延长 QT 间期的药物合用。

β受体阻滞作用:与其他Ⅱ类抗心律失常药物,如美托洛尔类似,但具有非选择性β受体阻滞剂的特征,因此不能用于哮喘患者。

普罗帕酮，又名心律平

作用与用途

用于室性或室上性期前收缩或心动过速，是治疗室上性心动过速的首选药物之一。

可用于阵发性心房扑动与心房颤动，防止复发。

持续性或非持续性室速，以及室颤电转复后药物维持。

用法与用量

口服，每次 100～300 mg，每日 3～4 次，每日总量不超过 900 mg。

静脉注射首剂 70 mg，或 1～1.5 mg/kg，用 5%～10% 的葡萄糖液稀释至 20 ml 缓慢（>5 min）静脉推注，10 min 后可重复，24 h 总量 350 mg。

静脉滴注用 5%～10% 葡糖糖溶液稀释后以 0.5～1 mg/min 速度滴注。

不良反应与注意事项

头晕、味觉异常、口干、恶心、呕吐、便秘及转氨酶升高等。心脏副作用有各种传导阻滞，窦房结功能不全及心力衰竭加重。

致心律失常作用：可使心功能不全患者的室性心律失常频率加快或难以用其他药物控制，不适用于器质性心脏病患者合并的心律失常。

可轻度增加华法林、地高辛及美托洛尔的血浓度,合用时应注意。

注意事项:严重器质性心脏病、合并心功能不全、缓慢型心律失常、心肌疾病及低血压者禁用。

决奈达隆

作用与用途

为多通道阻滞剂,可抑制心肌细胞钾通道,延长心房肌细胞有效不应期,降低阵发性或持续性心房颤动/房速患者的再住院风险。

用于阵发性或持续性心房颤动或房速患者。

可用于近期有心房颤动或心房扑动发作,持续性心房颤动有复律机会者或有心房颤动再发的高风险者(如:年龄>70岁,高血压,糖尿病,脑卒中,左房直径≥50 mm)。

用法和用量

400 mg/d,分两次口服,与早餐和晚餐一起服用。

禁忌证与不良反应

无起搏器保护的二度或以上房室传导阻滞和病态窦房结综合征患者禁用;心率<50 bpm 患者

禁用；QT 间期>500 ms 患者禁用；同时应用有其他延长 QT 间期的药物时禁用。严重心功能不全患者禁用：心功能Ⅳ级或失代偿性症状性心力衰竭。严重肝损害患者禁用；妊娠妇女禁用。可引起消化道症状：腹泻、恶心、呕吐。

注意事项

不能和果汁、其他抗心律失常药物、细胞色素 P450 3A4 酶系统强效抑制剂或诱导剂合用。可以增加地高辛在体内的血浓度，应停用或降低地高辛剂量 50%。与 β 受体阻滞剂和钙离子拮抗剂合用时应减量。

维拉帕米，亦称为异搏定

作用与用途

可用于房室结及正向前传型房室折返性心动过速；房速、心房扑动、心房颤动时减慢心室率。对分支性室速，又称为维拉帕米反应性室速，有效。

用法与用量

口服，每次 40~80 mg，1 日 3~4 次，长效缓释剂，每次 240 mg，每日总量不超过 480 mg。

静脉给药时将 5~10 mg 用 5%~10% 葡萄糖液 20 ml 稀释后缓慢静脉注射（应有心电监

护），30 min 后可重复 2.5~5 mg。

静脉滴注：每小时 5~10 mg，加入 5%葡萄糖液中，每日总量 50~100 mg。

不良反应、相互作用及注意事项

可致心动过缓，房室传导阻滞，严重时窦性停博、低血压、心力衰竭加重等。长期用药可致眩晕、恶心、呕吐、便秘等。

禁与 β 受体阻滞剂合用，特别是静脉应用。地高辛与其合用时应减量。禁与普罗帕酮反复或交替联合使用。可加速旁路传导，禁用于预激综合征合并心房颤动经旁路前传患者。禁用于充血性心力衰竭、低血压及休克、病态窦房结综合征、高度房室传导阻滞患者。分支型室速以外的室速及 1 岁以内婴儿禁用。

美西律

作用与用途

类似于利多卡因，可缩短心室肌及心肌传导纤维的动作电位时程及有效不应期。

临床用于多种室性心律失常的治疗及预防复发，如室性期前收缩及室性心动过速，可与Ⅰa、Ⅱ、Ⅲ类抗心律失常药联合应用，对长 QT 间期综合征，特别是长 QT3 型合并的室性心律失常有效。

用法与用量

口服：起始量每次 100～150 mg，每 6～8 h 一次。根据情况每 2～3 d 可增加 50～100 mg，每日总量不超过 600 mg。

静脉注射：成人首剂将 100 mg 加入 5% 葡萄糖液 20 ml 内在 3～5 min 内缓慢静注，无效时 5～10 min 后重复 50～100 mg，然后以每分钟 1.5～2 mg 的速度静脉滴注。根据情况，3～4 h 可减量至每分钟 0.75～1 mg，维持 24～48 h，而后改口服维持。

不良反应

可致心动过缓、低血压。可发生致心律失常作用，使原有的心律失常加重。胃肠道反应较常见：恶心、呕吐、消化不良。

可有头晕、头痛、焦虑、眩晕、运动失调等神经系统反应。少见感觉异常、复视、精神障碍等。

伊布利特

作用与用途

抑制快速激活的延迟整流钾电流（I_{Kr}），发挥Ⅲ类抗心律失常作用。用于近期发生的心房颤动、心房扑动和房速的转复。

用法与用量

静脉注射:0.01~1 mg/kg,注射时间 10 分钟或以上,如果注射完 10 分钟后没有反应,可重复一次。心电监护至少持续 4 小时。

注意事项

该药可引起 QT 间期延长和尖端扭转型室性心动过速,应用中应高度注意,并预备硫酸镁,一旦发生严重 QT 延长或尖端扭转型室速时静脉给予镁制剂。

利多卡因

作用与用途

抑制异常自律性,对正常心肌细胞的自律性及传导性影响较小。

不能口服给药,较少肌内注射,常静脉给药。

临床用于各种室性心律失常,如室性期前收缩,室性心动过速,室颤复苏成功后预防复发,对急性心肌梗死合并的室性心律失常有效率高。对室上性心动过速无效。

用法与用量

静脉给药:先负荷量 1~2 mg/kg(一般为 50~100 mg),静脉推注,每分钟 20~50 mg,间隔 20~

40 min 可给第二次，对严重病例可每隔 5 min 给予 1 mg/kg。有效后给予维持量每分钟 1~4 mg 持续静脉滴注，每小时静脉总量一般不超过 300 mg。

肌内注射：剂量 4~5 mg/kg（或 250~350 mg），有效血浆浓度可持续 15 min。

不良反应

较少见。大剂量时可出现中枢神经系统毒性，如头晕、感觉异常、意识模糊、谵妄、抽搐、昏迷等。偶见窦房结抑制、缓慢心律失常及室内传导阻滞。

错误给予超大剂量可导致心脏停搏。

注意事项

对于急性心肌梗死患者可能增加总死亡率，不做预防性用药。严重心功能不全、休克及肝功能不全时应适当减量。高度房室传导阻滞及药物过敏者禁用。

注意：每支以 ml 计量，切勿当成 mg。

莫雷西嗪

作用与用途

减慢传导，负性肌力作用较弱。口服后肝脏有明显的首过效应。用于房性或室性期前收缩、心房扑动或心房颤动，对致命性阵发性室性心动过速有效。

不主张用于器质性心脏病患者。

用法与用量

口服：每次 150～200 mg，每日 3～4 次，可每 8～12 小时给药一次。

肌内注射：将 500 mg 加入 1% 普鲁卡因 1～2 ml 中注射。

静脉推注：将 2.5% 溶液 2 ml（即 50 mg）加入生理盐水或 5% 葡萄糖液 10 ml 中缓慢推注，每日 2 次。

不良反应

相对较少。神经系统可有头晕、头痛、情绪改变和震颤感。

胃肠道少见恶心、呕吐和腹泻。心力衰竭加重偶有发生。致心律失常发生率为 3%～15%。静脉注射可有短暂血压下降及头晕，少见恶心、头痛、瘙痒等。

肝肾功能不全、无起搏器保护的缓慢性心律失常、有心力衰竭时应减量或禁用。

稳心颗粒

作用与用途

由中药党参、黄精、三七、琥珀、甘松组成

的复方颗粒制剂。可抑制心肌钠电流，抑制触发激动的形成，增加复极后不应期，发挥抗心律失常作用。

临床用于房性和室性期前收缩，房速或非持续性室速。可能减少心律失常、改善心律失常相关的症状。

用量与用法

每次5克，每日2~3次。

不良反应

头晕、恶心、腹胀和胃部不适。

第十六章 介入术后的患者管理

术后患者管理关系到患者的安全和手术的长期有效性。术后管理的内容由患者原发疾病、手术操作的性质两方面共同决定。

第一节 冠状动脉性心脏病介入术后患者管理

住院期间的患者管理

住院期间的术后患者管理起始于患者由导管室回到心内科病房（监护室或普通病房），终止于患者出院。本节仅涉及术后患者与介入操作有关的管理内容，其原发病治疗方案请参见相关章节。

伤口处理

桡动脉穿刺伤口

- 每2小时稍放松止血夹，至术后6小时若无出血可撤除止血夹，消毒局部皮肤后用无菌敷料常规处理。放松过程中注意观察伤口有无出血，如有活动性出血可再稍加压，压力不宜过大，只要出血停止即可。
- 如术后 12 小时伤口仍有持续渗血，可用凝血酶浸湿棉球后置于穿刺处，表面覆盖无菌敷料，稍加压止血。若术后包扎过紧，有时会因静脉回流受阻引起组织液外渗，应与动脉穿刺处的活动性出血鉴别：

  ——动脉活动性出血是血液外流，应增加压力或调整压迫位置；

  ——而组织液外渗是稀薄的淡红色液体渗出伴手部明显肿胀，应减小压力促使静脉血回流。

股动脉穿刺伤口

- 未拔除鞘管伤口：术后 4 小时测定 APTT（或 ACT），如 APTT 在 60～80 秒（或 ACT<170 秒）可拔除鞘管，无菌操作下压迫止血后用弹力绷带加压包扎。此后，穿刺侧下肢严格制动 12 小时，24 小时后撤除弹力绷带，消毒局部皮肤后用无菌纱布覆盖穿刺口。
- 未进行闭合处理、已拔除鞘管的伤口：弹力绷带加压包扎。术侧下肢严格制动 12 小时，24 小时后换药。
- 已进行闭合处理的伤口：弹力绷带加压包扎，术侧下肢严格制动 2～6 小时，患者卧床 6 小时。术后 24 小时换药。
- 无论股动脉伤口是否经闭合处理，均建议患者在术后1周内避免术侧下肢过度屈曲或用力,以免发生迟发血肿。

并发症的监测和处理

穿刺部位并发症

◆ 经股动脉途径

—出血和血肿形成:

- 无症状的少量出血或小血肿,若已稳定,可不予处理。
- 血肿大、出血多或血压下降时,应加压止血,尽量挤出皮下淤血,按压局部直至皮下无明显硬结,并适当补液或输血,按压过程中要注意监测,及时发现血管迷走反射并根据血压、心率情况给予多巴胺和阿托品治疗。
- 注意:股动脉穿刺后短时间内发生的低血压(伴或不伴腹痛、局部血肿形成),应除外腹膜后血肿,必要时行超声或CT检查,若证实有活动性出血应予介入或外科处理止血,并及时补充血容量。

—假性动脉瘤

- 表现为局部肿块,可有搏动感,可闻及血管杂音,多普勒超声检查可明确诊断,通常经局部加压包扎,减少下肢活动,动脉瘤多可闭合。

- 对于不能压迫治愈的较大假性动脉瘤，可在超声指导下向瘤体内注射小剂量凝血酶或巴曲酶（立止血）治疗。少数需外科手术治疗。

—动静脉瘘

表现为局部连续性血管杂音。可局部压迫促进闭合，少数可自行闭合，必要时需外科处理。

◆ 经桡动脉途径

—前臂血肿

- 多于术中即已发现。术后如出现术侧前臂肿胀、有压痛，需要考虑此并发症的可能。
- 处理包括用弹力绷带或血压计袖带进行压迫止血、抬高患肢、外敷冰袋。

—局部出血

- 经桡动脉途径 PCI 的局部出血并发症较股动脉途径明显减少。由于桡动脉穿刺点远端有来自掌弓侧支循环的逆向供血，因此止血时应对穿刺点近端和远端都进行压迫。
- 一旦发生出血，可调整压迫位置，并适当延长压迫时间，一般疗效良好。

—骨筋膜室综合征

- 为严重并发症，但较少发生。当前

臂血肿快速进展引起骨筋膜室内压力增高至一定程度时，常会导致桡、尺动脉及正中神经受压，进而引发手部缺血、坏死。
- 因此，一旦发生本综合征，应尽快外科手术治疗。

支架内血栓形成

- 根据发生时间可分为：

  —急性（支架植入后 24 小时内）；

  —亚急性（支架植入后第 2~30 天）；

  —晚期（支架植入 30 天后至 1 年）；

  —很晚期（支架植入 1 年以后）。

- 根据临床证据可分为：

  —肯定的（造影、病理证实）；

  —可能的（靶血管供血范围对应导联心电图 ST 段抬高）；

  —可疑的（术后猝死而无其他疾病证据）。

- 表现为缺血性胸痛，多与劳力无关，持续不缓解，ECG 显示曾植入支架的冠状动脉供血区域出现缺血性改变（可以为 ST 段压低或抬高）。

- 在怀疑支架内血栓的情况下，需要在稳定患者生命体征、做好抢救准备的同时启动急诊 PCI 的流程。

对比剂肾病

- PCI 后 48 小时内血清肌酐水平较术前升高 25% 或绝对值升高 0.5 mg/dl 以上，无

第十六章 介入术后的患者管理

其他原因的可诊断为对比剂肾病（contrast induced nephropathy，CIN）。

—CIN 患者血肌酐水平通常在术后 3~5 天达高峰，1~2 周后逐渐恢复，多数患者可在 1 个月内恢复至术前水平，少数患者遗留永久性肾功能损害，甚至需持续肾脏替代治疗。大部分患者病程中无尿量减少。

- CIN 的发生与众多因素有关，包括对比剂的种类和用量、基础肾病和肾功能状态、年龄、体重等。
- PCI 术前应进行对比剂肾病风险评估，符合以下任意一项者为 CIN 高危患者：

   —已有肾功能损害：血清肌酐 > 120 $\mu mol/L$（1.36 mg/dl）。

   —具备以下任何 3 项者：年龄 > 70 岁，糖尿病伴蛋白尿，心功能不全，肝硬化，肾病综合征，使用肾毒性药物，高血压，高胆固醇血症，高尿酸血症，多发性骨髓瘤。

- 对于 CIN 高危患者，应在术前 6~12 小时开始以 1 ml/(kg·h) 的速度持续静脉滴注 0.9% 氯化钠 [LVEF < 35% 或 NYHA 分级 > Ⅱ级者 0.5 ml/(kg·h)] 至术后 12~24 小时，术中选用等渗或低渗低黏度非离子型对比剂并尽量减少对比剂用量，于术后监测血肌酐变化。

心脏压塞

可由钢丝、球囊、支架等器械损伤冠状动脉引起,严重者术中即可导致血流动力学障碍,也可术后逐渐出现临床表现。

- ◆ 临床表现

  不明原因的低血压,可有脉压减小、心率增快、心音减弱、颈静脉充盈甚至怒张、肝-颈静脉回流征阳性。

- ◆ 立即进行超声心动图检查有助于确诊。
- ◆ 血流动力学不稳定的患者需要紧急心包穿刺置管引流,同时采取补液、输血、输注血管活性药物等手段稳定患者血压。
- ◆ 必要时需再行冠脉造影明确出血的部位并进行相应的处理,甚至须紧急外科手术治疗。

出血

除穿刺部位出血以外,由于术中术后应用抗凝药物,需要注意其他部位出血的可能性。应高度警惕的主要是颅内出血和胃肠道出血。

患者有相应临床表现时,需要考虑到此并发症的可能性,尽快明确诊断并采取相应的治疗措施。

对比剂等药物过敏

- ◆ 可表现为皮疹和(或)皮肤黏膜瘙痒、充血,极少数可表现为过敏性休克。
- ◆ 常见的过敏原包括对比剂和术后应用的抗

栓药物。
- ◆ 需要根据患者过敏反应的严重程度采取相应的治疗措施。
  - —轻微过敏可密切观察、不予特殊处理；
  - —皮疹、瘙痒明显的患者可口服抗过敏药物、肌内注射异丙嗪或静脉注射地塞米松；
  - —严重过敏反应需静脉注射地塞米松、滴注氢化可的松或泼尼松龙、皮下注射肾上腺素；
  - —有多种药物过敏史的患者可术前口服泼尼松 10 mg，tid，一天或手术开始时静脉注射地塞米松 5 mg 预防。

下肢静脉血栓形成（DVT）和急性肺栓塞（PE）

- ◆ 有长时间卧床情况的患者需注意此并发症的可能性。
- ◆ 可采用弹力袜、下肢蠕动泵以及按摩下肢等方式预防。
- ◆ 及时诊断很重要，诊断后需采取相应的治疗措施（参见肺栓塞一节）。

胆固醇结晶栓塞综合征

- ◆ 是由于动脉粥样硬化斑块破裂，脂质内核含有的胆固醇结晶进入血液引起末梢血管栓塞继发免疫反应所致。多在介入操作 2 周以后发病。
- ◆ 典型表现是肾功能进行性损害、足趾皮肤呈蓝紫色、血嗜酸性粒细胞计数增高。其他表现还有：皮肤网状青斑、神志/人格异常、腹痛、腹泻等。
- 诊断后需采取相应的治疗措施（参见胆固醇结晶栓塞综合征一节）。

出院后的长期管理

- 出院后患者的长期随访和规范化二级预防有助于降低再发心血管事件的风险，改善患者的预后；同时，术者也可对手术策略、所采用的技术和器械的长期效果获得直接的经验。
- 如无特殊情况，一般在术后 1 个月、3 个月、6 个月以及 12 个月时进行门诊随访。每次随访时主要关注以下三方面的情况。

再发心脏事件的监测和处理

- 患者是否有再发心绞痛或等同症状。如有，需分析是前次介入治疗未干预的病变血管所致还是再狭窄或有新的病变。
- 根据患者的病情选择负荷试验、冠脉 CTA 或造影进行进一步评估。

危险因素的评价和干预（冠心病二级预防）：

- 需要评价的主要危险因素包括：
  —生活方式：吸烟、饮食、体力活动；
  —伴随疾病：高脂血症、糖尿病、高血压

干预目标：

—彻底戒烟并避免被动吸烟。

—健康饮食：控制摄入总热量，其中，脂肪提供热量不超过 25%，烹调用油不超过 20 g/d，胆固醇不超过 200 mg/d，避免摄入反式脂肪酸。

—适当运动：在不引起症状发作的前提下进行力所能及的体力活动，争取在日常家务活动以外每天锻炼 30~60 分钟。避免需做屏气动作的活动方式（如抬举重物、吊环、杠铃等）。

—保持合理体重：尽量争取体质指数不超过 25 kg/m²，男性腰围不超过 90 cm、女性腰围不超过 85 cm。

—预防和治疗便秘。

—血压达标：
- 一般人群不超过 140/90 mmHg；
- 合并糖尿病和肾病者不超过 130/80 mmHg；
- 高龄老人和有缺血性脑血管病者收缩压为 150 mmHg 可接受，舒张压应不低于 60 mmHg。

—胆固醇达标：
- 一般患者 LDL-C<2.6 mmol/L；
- ACS 或合并糖尿病者 LDL-C<2.07 mmol/L。

—血糖达标：

空腹血糖<7 mmol/L，餐后 2 小时血糖<10 mmol/L，糖化血红蛋白<7%。

药物副作用的监测和处理

需要监测副作用的药物主要分三大类

- ◆ 抗血小板药物：需要注意出血并发症、消化道副作用。
- ◆ 他汀类调脂药物：需要注意肌肉损害和肝损害。有肌痛或严重肌无力现象时立即查血肌酸激酶水平。
- ◆ 影响血压的药物：需要注意患者的血压水平。

（刘兆平　洪　涛）

第二节　对比剂肾病

定义

对比剂肾病（contrast induced nephropathy，CIN）是指在使用对比剂后，血清肌酐水平升高一定程度或相对于基础水平升高一定比例，且排除其他原因导致的肾损害。

流行病学

CIN 的发生率在肾功能正常的人群中为 1%～2%，如果有基础肾病或合并其他危险因素，则发生率可达 25%，约占全部医院获得性肾衰竭的 11%。

易患因素

主要危险因素包括肾功能不全、糖尿病和对比剂使用剂量过多；

其他可能的危险因素有：心力衰竭、高血压、主动脉内球囊反搏、使用肾毒性药物、高龄和贫血等。

风险评估

CIN 的发生率与患者的合并症情况及水化程度等有关，通过对患者合并症情况的分析，可以评估 CIN 的发生风险及需要血液透析的概率（图 16-2-1）。

诊断

◆ 目前尚无统一的诊断标准。

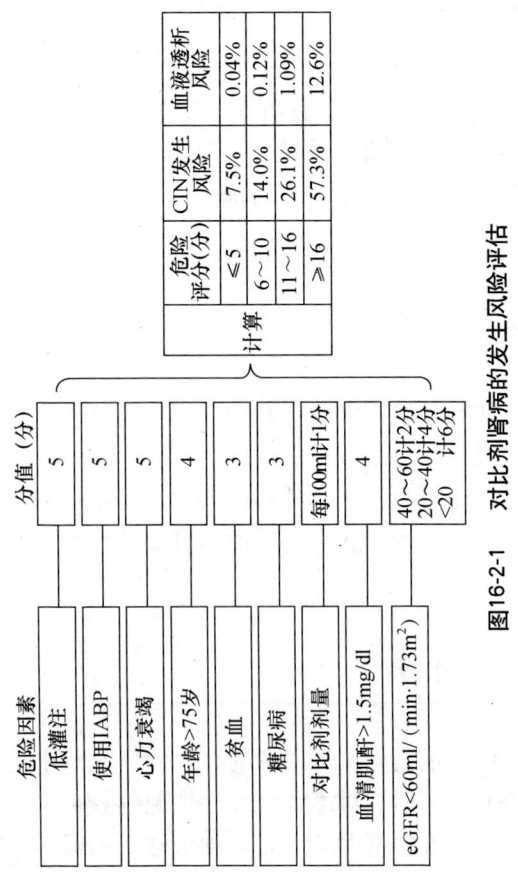

图16-2-1 对比剂肾病的发生风险评估

- 在临床试验中最常用的CIN诊断标准是应用碘对比剂后48小时内血清肌酐水平升高0.5mg/dl（44.2μmol/L）或比基础值升高25%。

- 2008年欧洲泌尿生殖放射协会建议的诊断标准为:
  使用对比剂后3天内,血清肌酐升高>25%或升高0.5 mg/dl。
- 肾病学专家建议使用对比剂诱导的急性肾损伤(contrast induced acute kidney injury, CI-AKI)代替CIN,诊断标准为48小时内血清肌酐水平升高>0.3 mg/dl或7天内升高>50%。
- 目前仍应用对比剂肾病的概念。

鉴别诊断

需与胆固醇结晶栓塞综合征鉴别。

监测

使用对比剂后,至少在3天内复查1次肾功能,对于有CIN危险因素的患者,应在24小时、72小时复查肾功能并监测尿量变化,必要时第7天复查肾功能。

预防

预防措施主要包括评估基础肾功能、水化、对比剂的选择、控制对比剂用量和使用时间间隔。

基础肾功能评估

- 是预测 CIN 风险的重要方法。建议对所有使用碘对比剂检查的患者计算 eGFR 值。
- 在紧急情况下,如果使用碘对比剂进行检查治疗的获益大于等待的风险,可以在没有评估肾功能的情况下进行操作。

水化

- 是降低 CIN 发生风险的关键措施。
- 对有 CIN 危险因素的患者在应用对比剂前 12 小时开始水化,并持续至应用对比剂后 6~24 小时。具体措施:

—给予生理盐水,根据心功能调整补液速度;

—对于非住院患者,至少在使用对比剂前 3 小时开始水化;

—口服补液可以作为无法持续静脉补液患者的一种选择,但尚无充分证据表明其效果和静脉补液相当。

对比剂的选择

针对肾功能不全的患者,建议选择低渗或等渗对比剂。

控制对比剂的用量和使用间隔

- 对于肾功能不全的患者,对比剂总量不应

saka Senri medical rally. Resuscitation, 2008, 78: 333-339.

[65] Berns AS. Nephrotoxicity of contrast media. Kidney Int, 1989, 36: 730-740.

[66] 刘兆平,丁文惠. 胆固醇结晶检塞症. 中华老年心血管病杂志, 2006, 8: 719-720.

[67] 冠心病介入诊疗对比剂应用专家共识组. 冠心病介入诊疗对比剂应用专家共识, 中国心血管病研究, 2010, 12, 8 (12): 881-889.

[68] Ma YC, Zuo L, Chen JH, et al. Modified glomerular filtration rate estimating equation for Chinese patients with chronic kidney disease. J Am Soc Nephrol, 2006, 17: 2937-2944.

[69] Weisbord SD, Palevsky PM. Prevention of contrast-induced nephropathy with volume expansion. Clin J Am See Nephrol, 2008, 3: 273-280.

[70] Scolari F, Ravani P. Atheroembolic renal disease. Lancet, 2010, 375: 1650-1660.

[71] Kronzon I, Saric M. Cholesterol embolization syndrome. Circulation, 2010, 10, 122 (6): 631-641.

proaches to assessing and reducing risk. Br J Pharmacol, 2010, 159 (1): 12-21.

[59] Gollob MH, Redpath CJ, Roberts JD. The short QT syndrome: proposed diagnostic criteria. J Am Coll Cardiol, 2011, 57 (7): 802-812.

[60] Patel C, Yan GX, Antzelevitch C. Short QT syndrome: from bench to bedside. Circ Arrhythm Electrophysiol, 2010, 3 (4): 401-408.

[61] Moya A, Sutton R, Ammirati F, et al. Guidelines for the diagnosis and management of syncope (version 2009). European Heart Journal, 2009, 30: 2631-2671.

[62] Berdowski J, Beekhuis F, Zwinderman AH, et al. Importance of the first link: description and recognition of an out-of-hospitalcardiac arrest in an emergency call. Circulation, 2009, 119: 2096-2102.

[63] SOS-KANTO Study Group. Cardiopulmonary resuscitation by bystanders with chest compression only (SOS-KANTO): an observational study. Lancet, 2007, 369: 920-926.

[64] Kobayashi M, Fujiwara A, Morita H, et al. A manikin-based observational study on cardiopulmonary resuscitation skills at the O-

颤动诊治中国专家建议(2011). 中华老年医学杂志, 2011, 30 (11): 894-908.

[53] Camm AJ, Lip GY, De Caterina R, et al. 2012 focused update of the ESC Guidelines for the management of atrial fibrillation: An update of the 2010 ESC Guidelines for the management of atrial fibrillation. Developed with the special contribution of the European Heart Rhythm Association. Eur Heart J, 2012, 33 (21): 2719-2747.

[54] Blomström-Lundqvist C, Scheinman MM, Aliot EM, et al. ACC/AHA/ESC Guidelines for the Management of Patients With Supraventricular Arrhythmias—Executive Summary. Circulation, 2003, 108: 1871-1909.

[55] Berne P, Brugada J. Brugada syndrome 2012. Circ J, 2012, 76 (7): 1563-1571.

[56] Lippi G, Montagnana M, Meschi T, et al. Genetic and clinical aspects of Brugada syndrome: an update. Adv Clin Chem, 2012, 56: 197-208.

[57] John RM, Tedrow UB, Koplan BA, et al. Ventricular arrhythmias and sudden cardiac death. Lancet, 2012, 27: 1520-1529.

[58] Pollard CE, Abi Gerges N, Bridgland-Taylor MH, et al. An introduction to QT interval prolongation and non-clinical ap-

ment of Heart Failure in Adults: a report of the American College of Cardiology Foundation/American Heart Association Task Force on Practice Guidelines: developed in collaboration with the International Society for Heart and Lung Transplantation. Circulation, 2009, 119: 1977-2016.

[49] 中华医学会心血管病学分会, 中华心血管病杂志编辑委员会. 2010年急性心力衰竭诊断和治疗指南. 中华心血管病杂志, 2010, 38: 195-208.

[50] The Task Force for the Diagnosis and Treatment of Acute and Chronic Heart Failure 2012 of the European Society of Cardiology. Developed in collaboration with the Heart Failure Association (HFA) of the ESC. ESC Guidelines for the diagnosis and treatment of acute and chronic heart failure 2012. European Heart Journal, 2012, 33: 1787-1847.

[51] 中华医学会心电生理和起搏分会心房颤动防治专家工作组. 心房颤动: 目前的认识和治疗建议-2012. 中华心律失常学杂志, 2012, 16: 1-318 (增刊).

[52] 《老年人心房颤动诊治中国专家建议》写作组, 中华医学会老年医学分会, 《中华老年医学杂志》编辑委员会. 老年人心房

[44] F. I. Marcus, W. J. McKenna, D Sherrill, et al. Diagnosis of Arrhythmogenic Right Ventricular Cardiomyopathy/Dysplasia. Proposed Modification of the Task Force Criteria. Circulation, 2010, 121: 1533-1541.

[45] 顾东风,黄广勇,何江等. 代表中国心血管健康多中心合作研究组. 中国心力衰竭流行病学调查及其患病率. 中华心血管病杂志, 2003, 31: 3-6.

[46] Hunt SA, Abraham WT, Chin MH, et al. 2009 Focused Update Incorporated Into the ACC/AHA 2005 Guidelines for the Diagnosis and Management of Heart Failure in Adults. A Report of the American College of Cardiology Foundation/American Heart Association Task Force on Practice Guidelines Developed in collaboration with the International Society for Heart and Lung Transplantation. Circulation, 2009, 119 (14): e391-479.

[47] 中华医学会心血管病学分会. 中华心血管杂志编辑委员会. 慢性心力衰竭诊断治疗指南. 中华心血管病杂志, 2007, 35: 1076-1095.

[48] Jessup M, Abraham WT, Casey DE, et al. 2009 Focused update: ACCF/AHA Guide-lines for the Diagnosis and Manage-

al. Thyroid status, cardiovascular risk, and mortality in older adults. JAMA, 2006, 295 (9): 1033-1041.

[37] Biondi B and Kahaly GJ. Cardiovascular involvement in patients with different causes of hyperthyroidism. Nat Rev Endocrinol, 2010, 6 (8): 431-443.

[38] Rodondi N, den Elzen WP, Bauer DC, et al. Subclinical hypothyroidism and the risk of coronary heart disease and mortality. JAMA, Sep 2010, 304 (12): 1365-1374.

[39] 高晓津,杨跃进. 应激性心肌病的研究进展. 中华心血管病杂志, 2008, 36 (4): 374-376.

[40] Mariann R. Piano. Alcoholic Cardiomyopathy: Incidence, Clinical Characteristics, and Pathophysiology. Chest, 2002, 121: 1638-1650.

[41] J. R. Pyatt, G. Dubey. Peripartum cardiomyopathy: current understanding, comprehensive management review and new developments. Postgrad Med J, 2011, 87: 34-39

[42] 陈太波,方全. 心动过速性心肌病. 临床内科杂志, 2011, 28 (7): 437-440.

[43] 赵志宏、张振鹏、李学斌等. 心动过速性心肌病——个案报道及文献复习. 临床心血管病杂志, 2009, 25 (1): 20-24.

Epidemiology and Prevention. Contemporary definitions and classification of the cardiomyopathies. Circulation, 2006, 113: 1807-1816.

[30] 中华医学会心血管病学分会, 中华心血管病杂志编辑委员会, 中国心肌病诊断与治疗建议工作组. 心肌病诊断与治疗建议. 中华心血管病杂志, 2007, 35: 5-16.

[31] 常丹丹, 曹桢斌, 孔祥泉. 一站式心脏 MRI 对心肌病的评价 [J]. 国际医学放射学杂志, 2010, 33 (1): 27-30.

[32] Dubrey SW, Cha K, Anderson J, et al. The clinical features of immunoglobulin light-chain (AL) amyloidosis with heart involvement. QJM, 1998, 91: 141.

[33] Freeman R. Autonomic peripheral neuropathy. Lancet, 2005, 365: 1259.

[34] Dubrey S, Pollak A, Skinner M, et al. Atrial thrombi occurring during sinus rhythm in cardiac amyloidosis: evidence for atrial electromechanical dissociation. Br Heart J, 1995, 74: 541.

[35] Feng D, Edwards WD, Oh JK, et al. Intracardiac thrombosis and embolism in patients with cardiac amyloidosis. Circulation, 2007, 116: 2420.

[36] Cappola AR, Fried LP, Arnold AM, et

American College of Cardiology/American Heart Association Task Force on Practice Guidelines: endorsed by the Society of Cardiovascular Anesthesiologists, Society for Cardiovascular Angiography and Interventions, and Society of Thoracic Surgeons. Circulation, 2008, 118 (8): 887-896.

[28] Habib G, Haen B, Tornos P, et al. Guidelines on the prevention, diagnosis, and treatment of infective endocarditis (new version 2009): the Task Force on the Prevention, Diagnosis, and Treatment of Infective Endocarditis of the European Society of Cardiology (ESC). Endorsed by the European Society of Clinical Microbiology and Infectious Diseases (ESCMID) and the International Society of Chemotherapy (ISC) for Infection and Cancer. Eur Heart J, 2009, 30 (19): 2369-2413.

[29] An American Heart Association Scientific Statement From the Council on Clinical Cardiology, Heart Failure and Transplantation Committee, Quality of Care and Outcomes Research and Functional Genomics and Translational Biology Interdisciplinary Working Groups, and Council on

[22] Bloch MJ, Basile J. Diagnosis and management of renovascular disease and renovascular hypertension. J Clin Hypertens (Greenwich), 2007, 9 (5): 381-389.

[23] Carr TM 3rd, Sabri SS, Turba UC, et al. Stenting for atherosclerotic renal artery stenosis. Tech Vasc Interv Radiol, 2010, 13 (2): 134-145.

[24] Zagrosek VR, Lundqvist CB, Borghi C, et al. ESC Guidelines on the management of cardiovascular diseases during pregnancy: the Task Force on the Management of Cardiovascular Diseases during Pregnancy of the European Society of Cardiology (ESC). European Heart Journal, 2011, 32 (24): 3147-3197.

[25] Tsai TT, CA Nienaber and KA Eagle, Acute aortic syndromes. Circulation, 2005, 112: 3802-3813.

[26] Hoffman GS, Leavitt RY, Kerr GS, et al, Treatment of glucocorticoid-resistant or relapsing Takayasu arteritis with methotrexate. Arthritis Rheum, 1994, 37: 578-582.

[27] Nishimura RA, Carabello BA, Faxon DP, et al, ACC/AHA 2008 guideline update on valvular heart disease: focused update on infective endocarditis: a report of the

904-990.

[16] Calhoun DA, Jones D, Textor S, et al. Resistant hypertension: diagnosis, Evaluation, and treatment. A scientific statement from the Amerian heart association professional education committee of the council for high blood pressure research. Hypertension, 2008, 51 (6): 1403-1419.

[17] O'Rorke JE, Richardson WS. Evidence based management of hypertension: what to do when blood pressure is difficult to control. BMJ, 2001, 322 (7296): 1229-1232.

[18] Epstein M, Calhoun DA. The role of aldosterone in resistant hypertension: implications for pathogenesis and therapy. Curr Hypertens Rep, 2007, 9 (2): 98-105.

[19] Rosei EA, Salvetti M, Farsang C. European society of hypertension scientific newsletter: treatment of hypertensive urgencies and emergencies. J Hypertens, 2006, 24 (12): 2482-2485.

[20] Bloch MJ, Basile J. Clinical insights into the diagnosis and management of renovascular diseases. An evidence based review. Minerva Med, 2004, 95 (5): 357-373.

[21] Safian RD, Textor SC. Renal-artery stenosis. N Engl J Med, 2001, 344 (6): 431-442.

第四节 射频消融术后患者管理

术后管理

穿刺部位处理

射频消融术后,血管穿刺部位应进行压迫止血后予以包扎处理。

- 静脉穿刺部位可予沙袋加压 3 小时,下肢制动 6 小时后下床活动;
- 动脉穿刺部位可予沙袋加压 6 小时,下肢制动 12 小时后下床活动;
- 如接受了动脉缝合或封堵,则按照器械的要求进行制动。

术后应定时观察穿刺部位,注意有无渗血、血肿出现。

密切观察心律、心率变化

术后返回病房即刻、次日均常规复查心电图:

- 预激综合征:注意是否再次出现预激波;
- 房室结双径路、间隔部位的旁路、右房心房扑动:注意是否发生迟发的房室传导阻滞;
- 注意是否再发心律失常。

续表 16-3-1

	对比剂肾病	胆固醇结晶栓塞
肾功能	一过性少尿和血肌酐升高	肾功能呈进行性恶化
其他器官损害	无	有
炎症激活状态	无	有
预后	75%患者恢复	差

处理

- 肾上腺皮质激素：早期应用有助于肾功能恢复。
- 抗血小板药物：目前仍有争议。
- 他汀类药物：目前认为有肯定的疗效。
- ACEI/ARB：视肾功能恶化情况酌情使用。
- 肾功能持续恶化者需透析治疗。

预后

- 因肾功能持续恶化而需要透析是预后不良的标志。
- 1年病死率达70%左右。

(李 康)

- ◆ 炎症激活状态
  - —血嗜酸性粒细胞升高最常见,比例和绝对值均升高。
  - —红细胞沉降率加快。
  - —低补体血症见于 20%~70% 的患者,其升高水平的波动可反映病情的变化。

诊断与鉴别诊断

根据患者本身的高危因素,尤其是近期接受过介入或血管腔内操作、出现典型三联征的患者(急性肾衰竭、嗜酸性粒细胞升高、网状青斑/蓝趾)不难作出临床诊断。可以通过皮肤(蓝趾)、肾等受累器官的活组织病理检查确诊。

介入术后出现的急性肾衰竭需与对比剂肾病相鉴别(表 16-3-1):

表 16-3-1 对比剂肾病和胆固醇结晶栓塞的鉴别

	对比剂肾病	胆固醇结晶栓塞
发生机会	血管造影及介入治疗后	可自发,也可继发于抗凝治疗、血管腔内操作及血管外科手术后
肾病基础	有肾功能不全或糖尿病肾病	不一定(微量蛋白尿)
发生时间	造影后 2~3 天,7~10 天达峰	较晚,数周到数月不等

临床表现

- 肾：急性、亚急性或慢性肾衰竭，难以控制的高血压，肾梗死。
- 皮肤：网状青斑、蓝趾、溃疡和坏疽、紫癜。
- 胃肠道：腹痛、消化道出血、肠缺血、栓塞或梗阻、胰腺炎、胆囊炎、肝功能异常、脾梗死。
- 心脏：心肌缺血与梗死。
- 中枢神经系统：一过性脑缺血、一过性黑矇、精神状态改变、脑梗死、脊髓梗死。
- 眼睛：视网膜栓子。
- 全身表现：发热、体重减轻、乏力、肌痛、厌食。

辅助检查

实验室检查的异常包括两方面：
- 器官受累：肾是最易受累的器官
  —常见血肌酐进行性升高，但它与造影剂肾病导致的血肌酐升高多发生在术后 48～72 h 不同，此类血肌酐的升高发生较晚，可与诱因间隔数周甚至数月。
  —尿常规检查有蛋白尿，尿沉渣镜检可见红细胞。

第三节 胆固醇结晶栓塞综合征

定义

是由于动脉粥样硬化斑块破裂，导致其中的胆固醇结晶剥离，随血流栓塞至外周远端血管所引起的综合征。

常见病因

高血压、糖尿病、血管外科或血管腔内介入操作、溶栓治疗以及抗凝治疗。

常见诱因和（或）并发疾病

- 男性；
- \>65 岁；
- 高血压；
- 吸烟；
- 糖尿病；
- 外周动脉粥样硬化疾病：冠心病、脑血管病、腹主动脉瘤、外周血管病、缺血性肾病。

超过其基础 GFR 值 ml 数的 2 倍,也可参考 Cigarroa 计算公式:5 ml×体重(kg)/Cr(mg·dl)。

- ◆ 建议使用对比剂的理想时间间隔为 2 周,如果不能间隔 2 周,应在临床允许的情况下尽可能延长时间间隔。

血液透析

对比剂使用后立即血液透析可以清除造影剂,但不能预防 CIN 的发生。因此不推荐预防性使用血液透析。

药物

目前尚无有效预防和治疗 CIN 的药物。但至少应在使用对比剂前 24 小时停用双胍类、非甾体类抗炎药等药物,尽量不用袢利尿剂。

CIN 患者的转归

CIN 患者的转归与肾功能减退及患者的基础状况有关。

(王新刚　霍勇)